시간을 되돌리는 힘

불로장수
절대원칙
82

不老長壽

시간을 되돌리는 힘

불로장수 절대원칙

82

스즈키 유 지음 | 장하나 옮김

삼호미디어
samho MEDIA

지구상에는 놀라울 만큼 젊음을 유지하는 사람들이 존재합니다. 많은 나라에서 건강 수명이 70세 전후인 데 비해 그들은 100세가 되어서도 여전히 건강하게 돌아다니며 악기 연주나 체스처럼 손이나 머리를 정교하게 쓰는 작업도 거뜬히 해내지요.

혹시 이탈리아의 사르데냐섬이라고 들어보셨나요? 이곳은 자연 경관이 아름답기로 유명한 지중해의 관광지로 많은 셀럽의 사랑을 받는 휴양지이기도 합니다.

그런데 이곳은 휴양지가 아닌 다른 이유로 예전부터 과학자들 사이에서 유명합니다. 100세 이상의 노인이 세계에서 가장 많은 '초장수 지역'이기 때문이에요. 통계에 따르면 이 지역에 사는 100세 이상의 초고령자 비율은 선진국보다 무려 10배나 높습니다. 일본도 세계에서 내로라하는 장수 국가이지만, 사르데냐섬과는 비교도 안 될 정도예요.

더 놀라운 점은 섬에 사는 100세 이상의 초고령자 대부분이 단순히 오래 사는 것만이 아니라 인생을 즐겁게 살아가고 있다는 사실이에요. **아침부터 활기차게 동네를 돌아다니며, 병석에 누워**

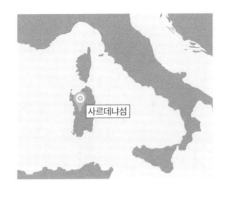

사르데냐섬

있는 고령자는 찾아볼 수 없어요. 그들은 가족이나 친구들과 유대감이 깊고 노래나 요리 같은 소소한 취미를 사랑하며 생을 마감하는 날까지 바지런히 움직입니다. 그 누구보다 인생을 즐기며 살아가는 것이죠.

또 특히 언급하고 싶은 장수 집단이 하나 더 있는데요. 바로 **남미 볼리비아에 사는 치마네족**입니다. 그들은 지금도 아마존 분지에서 수렵채집 생활을 하며 살아가는 원주민으로 생활방식이 구석기 시대와 아주 흡사하다고 해요.

치마네족의 육체는 오랫동안 과학자들의 주목을 받아 왔습니다. 치마네족 사람들은 심장병이 거의 발생하지 않기 때문이에요. 협심증, 심근경색, 동맥경화 등 현대인을 괴롭히는 질병은 물론, 고혈압이나 콜레스테롤의 이상, 비만과 같은 위험인자도 거의 보이지 않습니다.

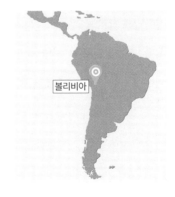

볼리비아

치마네족 약 700명에게 CT(컴퓨터 단층 촬영) 검사를 진행한 데이터에 따르면, 전체의 65%가 75세 이상인데도 동맥경화의 위험이 발견되지 않았다고 합니다[1]. 게다가 80세 이상인 치마네족의 혈관 나이는 놀랍게도 50세인 선진국 사람과 동등한 수준이었다니 놀라울 따름이지요. 알다시피 **심장병은 선진국에서 암 다음으로 사망률이 높은 질환**이며 연령층이 높을수록 사망률도 급격히 증가합니다. 이 정도면 치마네족의 건강함은 가히 독보적이라 할 수 있지 않을까요?

그렇다면 사르데냐섬의 장수인과 치마네족의 몸에는 과연 어떤 비밀이 숨어 있는 걸까요? 단순히 우수한 유전자를 타고난 덕분일까요? 아니면 알려지지 않은 그들만의 특별한 방법이라도 있는 걸까요?

이 책은 그런 '상식을 뛰어넘는 젊음'을 유지하는 사람들의 라이프 스타일을 참조해 과학의 관점에서 안티에이징(항노화)**의 실질적인 핵심을 배워 보고자 쓴 책입니다.** 그 과정에서 우리의 몸과 마음이 지닌 잠재력을 최대한으로 끌어올려 사르데냐섬의 장수인들처럼 인생을 즐길 수 있는 기반을 만드는 것이 최종 목표예요. 다행스럽게도 최근 수십 년간 인간과 노화에 대한 이해가 급속도로 진행되고, 외면과 내면을 모두 젊게 유지하는 데 도움이 되는 여러 사실이 밝혀졌습니다. 물론 생물에게 노화란 피할 수 없는 운명이지요. 하지만 어느 정도까지는 **시곗바늘을 되돌릴 수 있습니다.**

책을 집필하면서 **1970년대부터 현재까지 발표된 항노화 문헌부터 그레이드 시스템**(Grade system, 근거의 확실성과 권장 강도를 계통적으로 분류하고 시스템 검토나 진료 가이드라인 작성과 이해를 돕는 표준적 접근 방법-옮긴이) **등에 기초해 양질의 방법을 추출하고, 대략 3,000건이 넘는 데이터를 참고했습니다.** 동시에 미국 캘리포니아대학교 로스앤젤레스(UCLA)와 하버드대학교 같은 유수의 기관 전문가에게 의견을 구해 과학적 타당성과 효과의 균형성이 잘 잡힌 요법만을 가려냈습니다.

그런 의미에서 이 책은 동서고금을 막론한 안티에이징 접근법 중 가장 신뢰할 수 있는 방법을 뽑아 놓은 일종의 베스트 음반 같은 것이지요. 개중에는 수면법이나 운동처럼 이미 널리 알려진 방법도 있습니다만, 근거 있는 데이터와 함께 제공하므로 독자 여러분의 의욕을 충분히 자극하리라 믿습니다. 당연히 필자인 저 또한 책에서 다루는 기술들을 전부 실천하고 있답니다. 자, 그럼 이제 시작해 볼까요?

2021년 스즈키 유

| 차례 |

PART

1 바르게 이해하기
세상 모든 노화 방지법에는 공통된 원칙이 있다

01
고통 ⇄ 회복
고통과 회복의
사이클로
젊음을 되찾다

PART

2 바르게 고통주기

적절한 고통이야말로 몸과 마음의 생명력을 깨운다

02
운동

단계적 부하로
외모도 뇌도
젊음을 되찾다

03
독과 단식

대사를 개선하고
세포의 젊음을
되찾다

04
멘탈

늘는 스트레스와
젊어지는 스트레스를
구분한다

05 영양

젊어지는 식사,
늙는 식사를
안다

06
수면

오늘부터 시작!
약에 의존하지 않는
숙면 체질 만들기

07
피부

세계 최고 권위의
기관도 인정한
심플하면서도
막강한 스킨케어

08
탈 세뇌

젊어 보이는
사람의
마음가짐은
어떠할까

PART

4 체계적으로 실천하기

최적의 효과를 거두는 안티에이징 로드맵으로 시작한다

09
로드맵

최단 루트로
목표에 도달한다

1

바르게 이해하기

세상 모든 노화 방지법에는
공통된 원칙이 있다

———

치열하게 훈련하라.
대신 그보다 더 치열하게 쉬어라.

— 조 프리엘 (프로 코치, 《철인삼종 훈련의 바이블》의 저자)

식사법, 피부 관리, 생활습관 개선, 불안이나 스트레스 해소……. 세상에는 노화 방지를 위한 다양한 요법이 있으며, 지금 이 순간에도 새로운 건강법이 끊임없이 생겨나고 있습니다. 인터넷을 잠시만 검색해도 수많은 방법론이 쏟아지는 방대한 정보의 바다에서, 무엇을 건져야 할지 혼란함과 막막함을 느끼는 사람도 적지 않을 거예요.

그래서 이 책에서는 우선 노화를 막는 구체적인 방법을 실천하기에 앞서 안티에이징의 바탕을 이루는 근본 원리부터 소개하려고 합니다. 시중에 떠도는 무수한 방법들 가운데 데이터를 기반으로 효과가 뛰어난 방법만을 추려 보면, 근간이 되는 핵심은 결국 같다는 사실을 알 수 있습니다. 올바른 노화 방지법에는 **공통된 어떤 원칙이 존재하기 때문이에요.**

이 원칙을 단순명료하게 정리하면 진정한 안티에이징은 다음 3단계로 구성됩니다.

1단계 ▶ **고통**
　　　자신의 몸과 마음에 의도적으로 손상을 가한다.

2단계 ▶ **회복**
　　　몸과 마음이 입은 손상을 완벽하게 치유한다.

3단계 ▶ **반복**
　　　고통과 회복 단계를 반복한다.

이 책에서 전하는 바의 핵심은 고통과 회복의 사이클을 여러 번 반복하는 거예요. 처음부터 이 원칙을 잘 짚고 넘어가면 방대한 정보의 한복판에서 헤매는 일도 줄게 됩니다. 그럼 각 단계의 요점을 자세히 살펴보겠습니다.

01

고통 ⇄ 회복

고통과 회복의 사이클로
젊음을 되찾다

1단계 : 고통

02 운동

03 독과단식

04 멘탈

05 영양

06 수면

07 피부

08 털세모

09 로드맵

'나를 파괴하지 못하는 모든 고통은 나를 강하게 만든다.'

이 말은 독일의 철학자 니체가 인간이 지닌 회복력의 메커니즘을 단적으로 표현한 예라 할 수 있습니다.

'십 대 시절 동아리 선배에게 혼나고 나서 인내심이 생겼다.'라거나 '일하면서 겪었던 고생과 어려움이 이직에 도움이 되었다.'와 같은 경험은 흔히 있을 겁니다. 직장 내 괴롭힘 같은 불합리하고 악질적인 문제는 여기에 해당하지 않지만 '적당한 고통'은 우리의 능력치를 높입니다.

니체의 말은 사실 안티에이징의 메커니즘과도 일맥상통합니다. 우리를 파괴하지 않는 고통에는 우리의 육체를 젊어지게 만드는 강력한 효과가 있기 때문이에요. 알기 쉬운 예로 '운동'이 있지요. 운동이 건강에 좋다는 건 누구나 다 아는 사실입니다. **예를 들어 하루에 단 15분만 열심히 운동해도 심장병으로 사망할 확률은 45% 감소하고 전체 사망률도 30%나 감소합니다**[1]. 운동의 장점은 이미 여러 데이터를 통해 확인되었으니 더는 의심할 여지가 없을 거예요.

물론 이렇게 말하면 '사망률이 줄었다 해도 그건 단순히 몸이 건강해져서 그런 거지 젊어진 건 아니잖아?' 하고 생각하는 사람이 있을지도 모르겠습니다. 하지만 의심하지 않아도 됩니다. 신체가 건강한 사람일수록 실제 나이보다 젊어 보인다는 것의 상관 관계는 과거에도 여러 번 증명되었거든요.

한 예로, 쌍둥이 1,826명을 10년 동안 추적한 조사에 따르면 **젊어 보이는 사람일수록 생존율이 높은 경향을 보였습니다**[2]. 일본에서 실시한 다른 조사에서도 피부에 기미나 주름이 적고 동안인 여성은 내장 지방이 적을뿐더러 동맥경화가 발병할 위험도 낮다고 보고된 바 있습니다. **한마디로 신체가 건강한 사람은 외모도 젊어 보인다는 것이죠**[3].

이와 관련해 안티에이징에 효과적인 운동은 '02 운동'편에서 자세히 다룰 계획입니다.

다시 본론으로 돌아가면, 운동이 신체에 좋은 영향을 미치고 나아가 외형적인 젊음으로 이어진다는 점은 분명한 사실입니다. 그런데 '왜 몸을 움직이면 건강해지는가?'에 대한 답은 아직 속 시원히 밝혀지지 않았어요. 특정 호르몬 분비에 그 원인이 있는 건 아닐까? 칼로리 균형이 개선되어서가 아닐까? 인슐린 기능이 향상되었기 때문은 아닐까? 다양한 가설이 제기되었지만 몸을 움직이면 동맥경화에 걸릴 위험이 감소하는 이유나 운동을 하면 암 발병률이 줄어드는 근거 등을 정확히 설명하는 메커니즘은 여전히 수수께끼로 남아 있습니다.

그러한 가운데 현시점에서 가장 유효한 가설이 '호르메시스(Hormesis)'입니다. 호르메시스는 1888년에 독일의 과학자 휴고 슐츠(Hugo Schulz)가 발견한 현상이에요. 어느 날 미량의 독소가 이스트균의 성장을 촉진한다는 사실을 발견한 휴고 박사는 이에 의문을 품고 연구를 거듭한 끝에 다음과 같은 결론을 도출했습니다.

'모든 물질은 소량 있으면 몸의 기능을 자극하고, 적당량 있으면 억제하고, 다량 있으면 몸을 손상시킨다.'

다시 말해 원래는 생명체에 해로운 물질이라도 그 양이 극히 적다면 이로운 효과를 가져오기도 한다는 뜻이에요[4]. 그 후로도 비슷한 발견이 계속되다가 1943년에는 면역학자 체스터 사우담(Chester Southam)이 나무 수액의 독이 균류의 성장 속도를 높인다는 사실을 확인하고, 그리스어로 '자극'을 의미하는 'hórmfisis'라는 단어를 따서 이 현상을 '호르메시스'라고 이름 지었습니다. 즉 호르메시스를 한마디로 정리하자면 **'지나치면 해롭지만, 적으면 이로운 작용을 한다.'**가 되겠습니다.

사람의 운명은
'고통'에 따라 결정된다

호르메시스와 유사한 사고방식은 고대시대부터 존재했습니다. 2세기에 쓰인 유대교의 경전 탈무드 가운데 '피르케이 아보트(Pirkei Avot)'에는 '우리는 고통을 통해 얻는다.'라는 구절이 있습니다. '정신적 성장에는 마땅히 고통이 따르기 마련이며 그 고통 없이는 은총을 얻을 수 없다.'라는 식의 유대교적 사고를 영적으로 나타낸 말이에요.

나아가 17세기에는 영국의 시인 로버트 헤릭(Robert Herrick)이 '**고통 없이는 아무것도 얻지 못한다. 일하지 않는 자에게 이익은 없다. 사람의 운명은 고통에 따라 결정된다.**'와 같은 말을 남기며 성장 과정에서 늘 따르는 고통의 이점을 강조했습니다.

편안하게 성장하기를 바라는 마음은 인간의 자연스러운 본능이지만, 현실적으로 어떠한 불행이나 고통 없이는 살아갈 수 없다는 사실을 아주 먼 옛날부터 알고 있었던 셈이지요.

사실 우리 주변에도 호르메시스가 넘쳐납니다. 이를테면 백신의 메커니즘은 호르메시스의 전형적인 예입니다. 알다시피 백신은 독성이 약한 병원체나 항원을 몸속에 투여해 인간이 본디 가지고 있던 방어 기제를 활성화시킴으로써 같은 병원체의 공격을 받았을 때 병에 걸리지 않게끔 하지요.

프랑스의 세균학자 루이 파스퇴르(Louis Pasteur)는 이러한 백신의 메커니즘을 **'심각한 질병을 일으키는 바이러스나 균으로부터 약한 질병을 일으키는 것을 인공적으로 만들어내 그것을 백신으로 만든다.'**라고 말했습니다 [5]. 바로 호르메시스의 원리와 일맥상통합니다.

우리 주변에서 가깝게 볼 수 있는 **호르메시스의 대표적인 예로는 사우나**를 들 수 있어요. 70도 이상의 고온에 신체를 노출시키면 몸의 심부 온도가 상승하고 심박수는 평균 120bpm까지 올라갑니다. 이는 가볍게 조깅할 때 일어나는 신체 변화와 비슷하며, 심장이나 혈관 기능이 개선되는 효과로 이어집니다.

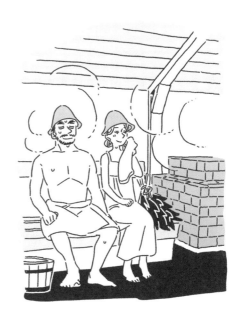

사우나의 건강 효과를 증명하는 연구 보고도 여럿 있어요. 핀란드에서 2,300여 명을 대상으로 실시한 연

01 고통 수확부

02 운동

03 특수단식

04 멘탈

05 영양

06 수면

07 피부

08 탈세뇌

09 모드밸

구에 의하면 일주일에 2~3회 사우나를 이용하는 남성은 그렇지 않은 그룹보다 **심장이나 혈관 질환으로 사망할 위험이 27% 감소했고**[6], **일주일에 4~7회 이용하는 사람은 사망 위험이 50%까지 더 감소했습니다.** 다른 데이터에서도 사우나는 치매나 알츠하이머의 발병 위험을 65%나 낮춘다고 보고되는 등 놀라운 수치 변화를 보이고 있습니다[7]. 이는 사우나가 운동의 효과를 유사하게 재현하는 호르메시스의 장치로 작동한 덕분입니다.

채소는 우리에게
'고통'을 주고 있다

호르메시스를 이해하는 데 도움을 얻기 위해 '채소' 이야기도 좀 해 보려고 합니다. 채소는 우리 몸에 비타민과 미네랄을 공급하는 고마운 존재이지만 한편으론 인간에게 '고통'을 주는 기능도 갖고 있어요.

이게 대체 무슨 말일까요? 단서는 '폴리페놀'에 있습니다. 폴리페놀은 식물이 만들어내는 고유 물질로 베리류에 풍부한 안토시아닌이나 녹색 식물에 함유된 카테킨 등이 대표적인 예입니다. 과일이나 채소의 색소는 폴리페놀에서 유래하며 채소가 몸에 좋은 이유 중 하나로 텔레비전이나 잡지에서도 자주 거론되곤 하지요. 우리는 흔히 미디어에서 폴리페놀에는 **'몸의 산화를 방지하는 기능이 있다.'**라는 이야기를 많이 듣습니다. 다시 말해 폴리페놀이 활성산소를 제거하고 세포나 DNA의 손상을 막아주는 역할을 한다는 뜻이에요.

분명 일리 있는 말이지만 전부터 과학계에서는 폴리페놀의 효과 중 항산화 작용만큼은 잘 설명되지 않는다는 시각이 있었습니다. 세상에 알려진 이미지와 달리 폴리페놀의 항산화 작용은 매우 낮을뿐더러 체내에 들어가면 그 즉시 간에서 분해되기 때문이지요.

그래서 나온 것이 호르메시스에 따른 설명입니다. 식물은 가뭄으로 충분한 물을 얻지 못하거나 곰팡이 번식 등으로 일상적인 스트레스를 많이 받지만, 인간과는 달리 외부의 적으로부터 도망칠 수 없습니다. 그로 말미암아 식물은 근 10억 년에 걸쳐 다양한 화학 물질을 만들어내도록 진화해 왔습니다.

고추의 매운맛을 내는 캡사이신 성분은 항균 작용으로 곰팡이의 번식을 방지하고 녹차의 카테킨은 해충을 퇴치합니다. 덜 익은 감이 새의 공격을 피할 수 있는 것도 탄닌이라는 폴리페놀이 떫은맛을 내기 때문이에요. **이 모두가 식물이 진화 과정에서 갖춘 화학 무기이며 그 본질은 '독'이라고 할 수 있지요.**

01 고통수화부
02 운동
03 독과 단식
04 멘탈
05 영양
06 수면
07 피부
08 탈세뇌
09 모드 문

그리고 이러한 성분들이 우리 몸에 이로운 것도 폴리페놀이 독이기 때문에 그렇습니다. 예를 들어 적포도주에 풍부한 레스베라트롤에는 Nrf2(Nuclear respiratory factor 2)라는 전사인자 단백질을 자극해 체내의 해독 스위치를 켜는 작용이 있습니다[8]. 본래 Nrf2는 프리라디칼(Free radical, 활성 산소)과 같은 외부 스트레스에 의해 활성화되는 단백질로, 이는 곧 레스베라트롤이 체내에서 독소로 작용한다는 증거라 할 수 있어요.

마찬가지로 거의 모든 폴리페놀은 우리 몸에 활성 스트레스를 가함으로써 '염증 억제 시스템'을 가동시킵니다[9]. **염증이란 인체가 어떤 손상을 입었을 때 일어나는 반응입니다.** 실수로 손을 벴을 때 그 주위가 벌겋게 부어오른다든지, 넘어져서 무릎이 까졌을 때 진물이 난다든지, 이마를 부딪쳤을 때 충격을 받은 부분이 빨개지고 한동안 욱신거린다든지 하는 증상이 모두 염증 반응의 예입니다.

이러한 반응은 인체의 손상을 치유하는 면역 시스템이 작동한 증거이며 상처나 감염을 치료하는 데 꼭 필요한 프로세스 중 하나입니다. 염증 반응이 없으면 우리 몸은 잘 회복되지 않아요.

한편 오래 가는 염증은 우리 몸에 악영향을 끼치기도 합니다. 베인 상처처럼 몇 주 안에 낫는 증상이라면 상관없지만, 감염증이나 당뇨병처럼 몸의 이상이 만성화되면 혈관이나 세포가 손

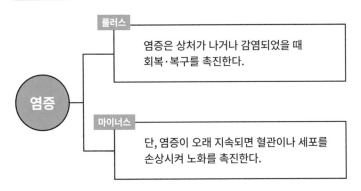

염증의 플러스 작용, 마이너스 작용

염증

플러스
염증은 상처가 나거나 감염되었을 때
회복·복구를 촉진한다.

마이너스
단, 염증이 오래 지속되면 혈관이나 세포를
손상시켜 노화를 촉진한다.

01 고통수회부
02 운동
03 독과 단식
04 멘탈
05 영양
06 수면
07 피부
08 탈세뇌
09 근드릴

상을 입어 인체가 내부에서부터 점점 노화되기 시작합니다. 따라서 **몸을 젊게 유지하려면 무엇보다 염증 반응이 오래가지 않도록 하는 것이 중요해요.**

이를 도와주는 것이 우리 몸에 있는 염증 억제 시스템입니다. 이 시스템의 생물학적 기제는 아직 밝혀진 바 없지만, 체내의 지방산이나 미네랄을 원료로 가동되기 시작하면 여러 가지 수단을 총동원해 염증의 만성화를 차단합니다. 체내의 염증을 가라앉힐 뿐만 아니라 장래의 손상에 대비해 육체를 강화하기까지 해요. 그 결과 우리의 몸은 젊어지는 것이죠.

요컨대 젊음을 되찾아 주는 폴리페놀의 효과는 다음의 메커니즘을 따릅니다.

❶ 폴리페놀이 우리 몸에 소량의 독으로 작용해 체내에 가벼운 염증을 일으킨다.

❷ 염증에 반응해 인체의 염증 억제 시스템이 가동되고 체내의 손상을 복구한다.

❸ 손상 회복 프로세스로 인해 육체가 전보다 더 젊어진다.

폴리페놀이 몸에 작은 손상을 입힌 덕분에 우리가 태어날 때부터 가지고 있던 심신의 회춘 시스템이 비로소 작동하기 시작한 것이죠.

이러한 폴리페놀의 작용을 '**제노호르메시스**'라고 부릅니다 [10]. '제노(Xeno)'란 그리스어로 '외부에서 온 것'을 뜻하는데 말하자면 우리는 식물이 주는 고통을 받아들임으로써 간접적으로 자신의 몸을 젊게 만드는 것이지요. 포도주, 차, 고추처럼 우리 몸에 가벼운 독으로 작용해 노화를 예방하는 식품은 '03 독과 단식' 편을 참고해 주세요.

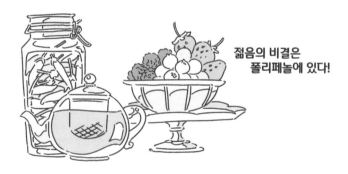

젊음의 비결은 폴리페놀에 있다!

르완다 학살의 고통을
성장의 거름으로 삼은 피해자들

호르메시스의 효과는 신체에만 미치지 않아요. 우리의 정신(멘탈) 또한 '고통'으로 인해 성장합니다.

1994년 4월, 동아프리카의 작은 나라 르완다에서 인류 역사상 최악의 비극이 일어났습니다. 르완다에 거주하는 다수 부족인 후투족이 소수 부족인 투치족을 100일 동안 80만 명 이상 학살한 사건입니다. 그 결과 르완다의 인구는 20%나 줄고 전범을 처벌하는 재판은 현재까지도 이어지고 있어요.

이 사건에서 특히 충격적인 건 살해 방법의 잔혹성입니다. 학살에서 살아남은 한 소녀는 기자들의 인터뷰에서 이렇게 말했습니다.

"어느 날 후투 민병대가 파피루스잎 더미 밑에 숨어 있는 엄마를 발견했어요. 엄마는 일어나 돈을 줄 테니 칼로 한 번에 죽여 달라고 했어요. 그러자 그들은 엄마의 옷을 벗기고 돈을 빼앗고서 양팔을 자르더니 양다리까지 잘라 버렸어요."[11]

정말 세상에 이런 지옥이 또 있을까요. 르완다 학살의 전모는 아직 밝혀지지 않았지만, 이 사건이 생존자에게 엄청난 트라우마를 남겼다는 건 명백한 사실입니다. 이런 어마어마한 충격을

01 고통 → 회복

02 운동

03 독과 단식

04 멜탈

05 영양

06 수면

07 피부

08 탈모 셀프

09 로드맵

겪은 그들은 과연 앞으로 어떠한 삶을 살아가게 될까요?

2013년 미국 펜실베이니아대학교에서는 이에 대해 명확한 답을 얻고자 조사를 시행했습니다[12]. 연구팀은 학살 생존자 1,000명에게 '최악의 사건을 겪고 정신 상태에 어떤 변화가 일어났는가?'를 물었습니다.

그런데 의외의 답이 나왔습니다. **전체의 39%가 '사건 이후로 창의적인 아이디어가 잘 떠오른다'거나 '적극적인 성격으로 바뀌었다'라는 긍정적인 변화를 이야기한 것이죠.** 생존자 중에서 작곡이나 춤 같은 예술 활동을 시작한 이들도 상당수 존재한다는 사실이 확인되었습니다.

연구팀은 '트라우마의 스트레스가 기존의 낡은 사고 체계를 무너뜨려 피해자의 마음이 새로운 가능성을 향해 열렸기 때문은 아닐까?' 하고 추측했습니다. 끔찍한 사건을 계기로 오히려 세상에 확실한 것은 없다는 사실을 깨닫게 되면서 '그렇다면 좋아하는 일을 하며 살자.'라는 긍정적인 사고로 전환한 것이지요.

물론 이 데이터로 학살을 정당화하려는 게 절대 아닙니다. 피실험자 중에는 지금도 극심한 외상후 스트레스 장애(PTSD)에 시달리는 사람도 많습니다. 비극에 대한 반응은 사람마다 제각각이라서 일반화하기란 어렵습니다. 다만 그 끔찍한 사건을 성장의 원동력으로 삼은 피해자가 있다는 것도 사실입니다. **이는 인간의 정신 세계가 지닌 유연함을 보여주는 중요한 사례라고 볼 수 있겠습니다.**

일상의 고통으로도
뇌의 인지 기능은 성장한다

르완다 학살처럼 극한의 고통뿐 아니라 일상적인 고통도 정신력을 강화한다는 사례가 확인되었습니다.

2018년에 영국 케임브리지대학교의 연구팀이 학생을 상대로 '고통과 성장'의 관계를 조사했습니다. 끔찍한 교통사고를 목격하거나 친구와 싸우거나 사랑하는 사람이 병에 걸린 사례 등 부정적인 경험의 유무를 따져 그것들이 뇌의 인지 기능에 어떻게 작용하는가를 확인한 거예요[13].

결과는 예상대로 과거에 부정적인 경험을 많이 한 사람일수록 기억력이나 주의력이 높았습니다. 심각한 트라우마는 PTSD 같은 문제를 일으키지만, 좋지 않은 경험 대다수는 오히려 뇌의 유연함을 단련하는 데 도움이 되었습니다.

이는 심리학에서 **'심적 외상 후 성장'**이라 불리는 현상으로 연구팀은 '부정적인 체험에는 인지 조절 능력을 발달시키는 작용이 있으며, 많은 사람이 **고난을 극복해 나가면서 회복력을 얻는다.**'라고 언급했습니다.

부정적인 체험을 반기는 사람은 없겠지만, 인생의 역경이 우리의 성장에 도움이 된다는 점만은 틀림없습니다. 뭔가 좋지 않은 일이 생겼을 때 '지금 내 뇌가 단련되고 있구나.'라고 생각하면 조금은 힘이 되지 않을까요.

1단계 정리

- 몸 안에 잠들어 있는 회복력은 '고통'에 의해 깨어난다.
- 적당량의 독소나 자극은 몸에 유익하게 작용한다. 이를 '호르메시스'라고 한다.
- 폴리페놀 섭취나 운동, 스트레스 같은 '독'도 호르메시스를 작동시킨다.

01 고통 순환부

02 운동

03 독과 단식

04 멘탈

05 영양

06 수면

07 피부

08 탈세포

09 도드름

2단계 : 회복

'열심히 훈련하라. 그리고 그보다 더 열심히 쉬어라.'

운동선수들의 세계에는 이와 같은 격언이 있습니다. 몸을 단련하려면 혹독한 훈련이 필요하지만 그 이상으로 '회복'의 단계가 중요하다는 경험칙을 강조한 말이에요.

아무리 안티에이징에 고통이 필요하다 해도, 항상 스트레스를 안고 산다면 몸과 마음이 병들 뿐이겠지요. 고통을 회춘의 근원으로 바꾸려면 반드시 회복의 과정을 거쳐야 합니다.

적절한 예로 근육의 성장이 있습니다. 근육량을 늘리려면 트레이닝으로 근섬유를 손상시킨 다음 적절한 휴식과 영양 보충을 해줘야 하지요. 쉴 새 없이 운동을 계속하면 근섬유가 회복될 시간을 얻지 못해 곧 한계에 달하게 되고, 여러 가지 부정적인 신체 증상이 나타나기 시작합니다[14].

사람마다 심각성의 정도는 다르겠지만, 신체 증상이 다음 표의 레벨 3에 달한 경우는 원래 상태로 돌아가는 데 수개월이 걸리기도 합니다. 조금만 휴식을 게을리한 것만으로도 몸이 망가지기 시작하고, 모처럼 마음먹고 실시한 트레이닝인데 거꾸로

과잉 운동에 따른 신체 증상 레벨	
▽ 레벨1	무릎이나 발목 부상이 증가해 가벼운 불안과 우울감이 발생한다. 성욕이 조금씩 감퇴하고, 생리 주기가 바뀌는 여성도 있다.
▼ 레벨2	부신에서 분비되는 스트레스 호르몬 탓에 심박수가 올라가고 사소한 일에도 짜증이 나며 잠을 푹 자지 못한다. 뇌에서 지방을 축적하라고 명령을 내려 탄수화물이나 고지방식을 먹고 싶은 욕구가 커진다.
▼ 레벨3	면역 시스템의 기능 부전이 발생해 감기를 달고 산다. 피곤하고 나른하며 의욕이 없고 호르몬 불균형이 야기돼 신장 질환이나 고혈압, 고지혈증 같은 만성 질환에 걸릴 위험도 급격히 높아진다.

외형이 노화되는 불상사가 벌어집니다. 이에 '젊음을 되찾는 바른 운동법'을 간단히 공식화하면 다음과 같습니다.

운동 = 트레이닝 + 휴식

많은 사람이 운동이라 하면 트레이닝 방법에만 초점을 맞춥니다. 지방 연소에 효과적인 운동이나 정확한 홈트레이닝 방법 등은 눈에 불을 켜고 찾지만, '올바른 휴식'을 진지하게 고민하는 사람은 그리 많지 않아요.

스트레스 대처에
가장 필요한 요소는?

올바른 휴식이 필요한 것은 육체만이 아닙니다. 우리는 정신 건강을 회복하는 데도 잘못된 방법을 취하기 쉽습니다.

미국 심리학회(APA)는 공식 성명으로 '현대인은 잘못된 방법으로 스트레스를 해소하는 경우가 많다.'라는 견해를 밝혔습니다[15]. 이는 많은 사람이 스트레스를 풀 때 건강하지 못한 방법을 택하기 때문에 심신이 제대로 쉬지 못하고 있다는 말이에요.

'소파에서 잔다, 과자를 먹는다, 담배를 피운다……' 모두 흔히들 취하는 휴식법이지만 미국 심리학회는 이러한 행동을 권장하지 않습니다. 스트레스를 푸는 데 전혀 도움 되는 것이 없다고는 말할 수 없지만, 이런 휴식으로는 극히 한정된 효과밖에 얻을 수 없기 때문입니다.

산업 및 조직 심리학자 캐리 쿠퍼(Cary Cooper)는 스트레스 대처에 가장 필요한 것은 '조절력'이라고 말했습니다[16]. 이는 **'내가 지금 지향하는 목표가 무엇이며, 그것을 달성하기 위해 무엇을 해야 하는지 알고 있다.'**라고 진심으로 생각하는 상태를 뜻합니다.

만약 상사에게 질책을 받더라도 '내가 예산 확인을 게을리한 게 원인이다.'라는 식으로 그 이유를 명확히 알고 있으면 그다

01 고통 수 확두
02 운동
03 독과 단식
04 멜빌
05 영양
06 수면
07 피부
08 딸 세뇌
09 로드맵

지 스트레스가 쌓이지 않아요. 하지만 이런 상황에서 상사에게 혼이 난 이유를 알지 못한다면 어떻게 될까요? '왜 다짜고짜 화를 내지? 상사한테 찍힌 건가?'라는 의문이 꼬리에 꼬리를 물어 스트레스가 사라지지 않습니다.

하릴없이 텔레비전을 보며 휴식을 취하면 그 순간은 편할지 몰라도 잠자리에 누우면 공허함이 밀려듭니다. 쇼핑하면서 갖고 싶던 물건을 사면 기분이 좋아지지만 금세 원상태로 돌아가 버려요. 누구나 이런 경험이 한 번씩은 있지 않나요? TV 시청이나 쇼핑은 기분을 즐겁게 만드는 행위지만 타인, 외부로부터 주어진 것을 소비하는 수동적인 자세에 불과하므로 적극적인 마음을 갖기 어렵습니다. 그만큼 휴식이 주는 효과도 낮아지지요.

조절력을 얻는 데 도움이 되는 휴식 방법은 다음과 같은 것이 있습니다.

- **새로운 기술의 습득** : 외국어를 배우거나 악기를 연주하는 등 한 번도 체험해 보지 않은 기술을 익힌다.
- **친구와의 교류** : 가까운 지인과 일상 문제나 스트레스에 관해 이야기를 나눈다.
- **타인에 대한 친절** : 봉사활동이나 커뮤니티 활동을 하거나 친구의 고민을 상담해 준다.

알지 못했던 새로운 분야의 지식이나 기술을 배우고 사람들과 의견을 나누며 타인을 위해 친절을 베푸는 행위는 모두 적극성이 강한 행위라서 우리의 조절력을 상승시킵니다. 그 결과 긍정적인 감정이 커져서 스트레스에서 벗어나기도 쉬워지지요.

바꿔 말하면 정말 **효과적인 휴식은 모두 '적극성'을 띱니다.** '하고 싶은 게 없으니 텔레비전이나 봐야지.', '시간도 남아도는데 쇼핑이나 할까?'라는 수동적인 행동이 아니라 '내일은 낮에 악기 연습을 하거나 친구의 고민을 상담해 주자.'처럼 명확한 의도를 가지고 스스로 휴식 계획을 세우는 적극적인 자세가 우리의 뇌에 긍정적인 자극을 줍니다.

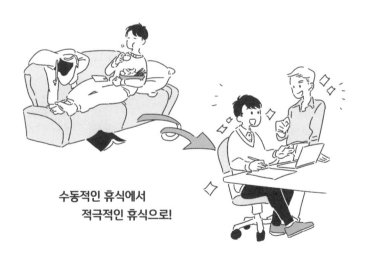

**수동적인 휴식에서
적극적인 휴식으로!**

01 고통순환로

02 운동

03 독과단식

04 멘탈

05 영양

06 수면

07 피부

08 탈탄소뇌

09 로드맵

천재일수록
잘 쉰다

심리학자 안데르스 에릭슨(Anders Ericsson)은 1990년대에 이런 조사를 시행했습니다[17]. 바이올리니스트들의 연습법을 조사해 세계 정상급 연주자들만이 지닌 특징을 몇 가지 찾아낸 것이죠.

우선 우수한 바이올리니스트일수록 연습 시간이 길었습니다. 상위 10위권에 드는 연주자는 18세까지 약 7,500시간을 연습에 쏟은 데 반해, 보통의 연주자들은 평균 약 5,300시간을 연습했습니다. 연습 시간이 길수록 실력이 뛰어났다는 지극히 당연한 결과지요.

하지만 진짜 흥미로운 점은 **톱클래스 연주자일수록 의식적으로 휴식 시간을 계획했다는 사실**이에요. 그들은 보통 90분 연습하고 나면 반드시 30분씩 휴식을 취했습니다. 휴식 시간에는 산책, 명상, 낮잠 등의 활동을 통해 뇌를 음악에서 해방시켰어요. 그리고 톱클래스 연주자와 보통의 연주자는 휴식 시간에 대한 인식에서 다음과 같은 차이를 보였습니다.

- 보통의 연주자는 평균 '일주일에 약 20시간 휴식'을 취했다고 대답했지만 기록과 대조하니 실제 휴식 시간은 약 35시간이었다.

01 고통수회복

02 운동

03 독파단식

04 멘탈

05 영양

06 수면

07 피부

08 탈세뇌

09 로드맵

- 톱클래스 연주자는 평균 '일주일에 약 25시간 휴식'을 취했다고 대답했고 그 숫자는 거의 정확하게 맞아떨어졌다.

요컨대 톱클래스 연주자는 '어떻게 휴식을 취해야 할까?'와 '나는 제대로 쉬었는가?'라는 두 가지 포인트를 잘 고려했으며, 그만큼 휴식에 대한 시간관념이 철저했다고 볼 수 있어요. 세계적인 천재 연주자일수록 휴식의 소중함을 잘 알고 있다는 뜻이겠지요. 바로 레오나르도 다빈치의 '**위대한 천재는 일하지 않을 때 성과를 낸다.**'라는 말과 통하는 바네요.

피로와 스트레스를 완화하는 휴식의 3단계

지금까지의 이야기를 고려할 때, 조절력을 높이기 위한 올바른 휴식 방법은 다음 3단계로 구성됩니다.

❶ 휴식의 목적을 명확히 한다.
❷ 목적 달성에 필요한 휴식법을 정한다.
❸ 반드시 정한 방법으로 쉰다.

‘휴식의 목적’은 무엇이든 상관없습니다. 근육을 키우기 위한 휴식, 잠시 일에서 벗어나기 위한 휴식, 뇌에 영감을 주기 위한 휴식 등 자신의 라이프 스타일에 맞는 목적을 설정해 주세요. 딱히 떠오르지 않는다면 일단 이 책이 지향하는 최종 목표에 따라 ‘안티에이징을 위한 휴식’이라는 목적을 정해도 좋아요.

그리고 ❷에서 언급한 ‘필요한 휴식법’은 자신의 체력과 스트레스 정도를 잘 고려해 적절한 방법을 선택하면 됩니다. 최적의 휴식법은 ‘06 수면’ 편에서 자세히 다루므로 그 부분을 참고하면 좋을 거예요.

우선 휴식의 목적과 방법을 정했으면 여러분은 이제 쉬기만 하면 됩니다. 자신이 계획한 일정대로 열심히 몸과 마음을 회복시켜 주세요. ‘여유가 생기면 쉬자.’라는 식으로 그때그때 되는 대로 쉴 것이 아니라 미리 세워 둔 계획에 따라 철저히 쉬어야 해요. **그런 자세가 조절력을 키우고 심신을 확실히 회복할 수 있게 도와줍니다.**

마지막으로 한 가지 주의해야 할 점이 있어요. 여기까지 읽어 오면서 회복보다 고통이 더 중요하다는 인상을 받은 사람이 있을지도 모르겠습니다.

‘심신의 회춘 시스템을 작동시키는 주연은 고통이고, 회복은 그 조연 역할을 하는 데 지나지 않는다.’ 만약 이렇게 생각했다

01 고통수회복

02 운동

03 독과단식

04 멘탈

05 영양

06 수면

07 피부

08 탈모세탁

09 굿드림

면 그 생각을 반드시 수정해야 합니다. 안티에이징에 있어서 고통과 회복은 둘 다 중요하며 어느 하나라도 빠지면 심신의 젊음을 되찾기란 어려워요. 쉽게 말해, 고통과 회복은 각각 다음과 같은 역할을 합니다.

❶ '고통'은 회춘 시스템을 발동시킨다.
❷ '회복'은 회춘 시스템을 실행시킨다.

고통이라는 자극으로 회춘 시스템이 움직이기 시작했더라도 그것만으로는 우리의 몸과 마음이 강화될 수 없어요. 꾸준히 올바른 방법으로 휴식을 취해야 회춘 시스템이 제 기능을 하게 됩니다.

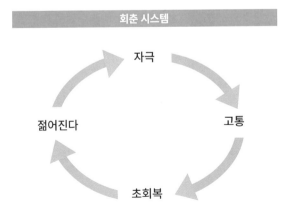

회춘 시스템

자극

고통

초회복

젊어진다

그래서 우리의 근육은 트레이닝하는 동안에는 발달하지 않고 휴식을 취할 때에만 커지는 것이죠. 성장 시스템은 트레이닝(고통)으로 가동을 시작해서 한숨 돌릴 때(회복) 비로소 실행됩니다. 말하자면 고통과 회복은 안티에이징이란 수레의 두 바퀴입니다. 그러니 어느 한쪽에만 치우치지 않도록 유의해 주세요.

2단계 정리

- 과도한 스트레스가 쌓이면 마음이 피로해지고 겉모습도 늙는다.
- 올바른 휴식을 취하기 위해서는 조절력이 필수다. 자신의 목표와 달성 방법을 알면 조절력이 향상한다.
- 고통은 회춘 시스템을 발동시키고, 회복은 회춘 시스템을 실행시킨다.

01 고통수회복

02 운동

03 독과단식

04 멘탈

05 영양

06 수면

07 피부

08 탈세포

09 로드맵

3단계 : 반복

일단 지금까지 한 이야기를 정리하면 다음 세 가지를 핵심으로 꼽을 수 있습니다.

❶ 인간의 몸에는 태어날 때부터 회춘 시스템이 갖춰져 있다.
❷ 심신 강화 시스템은 고통 - 회복의 자극으로 작동하기 시작한다.
❸ 심신 강화 시스템이 작동하면 우리는 전보다 젊어진다.

우리의 몸에는 호르메시스라 불리는 회춘 시스템이 존재하는데, 평소에는 기능하지 않고 잠들어 있습니다. 이 시스템을 고통과 회복으로 불러 깨우는 것이 앞으로 이 책에서 다룰 안티에이징의 기본입니다. 하지만 따져 보면 조금 이상한 이야기예요. 누구나 태어날 때부터 강화 시스템을 갖고 있다면 왜 평소에는 이 기능을 사용하지 않는 걸까요?

진화의 관점에서 보자면 생물이 지향하는 궁극적인 목적은 지구상에 유전자를 남기는 것입니다. 모든 개체는 그 목적을 달성하기 위해 능력을 한계치까지 발휘해 생존 확률을 높이려고 애를 씁니다. 그렇다면 강화 시스템을 애지중지 갖고 있지만 말고 자유롭게 쓰면 더 좋지 않을까요? **어째서 일부러 '고통'을 주지 않는 한 호르메시스는 작동하지 않는 걸까요?**

그 답을 찾으려면 우리 조상인 호모 사피엔스가 살던 20만 년 전의 환경을 생각해 봐야 합니다. 이 시대의 인류는 수렵과 채집으로 그날그날 필요한 양식을 구했습니다. 사냥해서 잡은 짐승의 고기와 야산에서 채취한 산나물과 나무 열매로 필요한 열량을 채웠습니다. 마냥 즐거운 삶이라고 볼 수는 없었을 겁니다. 그들은 사냥감을 운반하기 위해 평균 16km나 되는 거리를 매일 4~6시간에 걸쳐 이동해야 했어요. 기후 변동 때문에 만족스러운 사냥감이 오랫동안 나타나지 않으면 말린 고기나 여분의 식량을 나눠 먹으며 허기를 달랬습니다.

정리하면 그들의 생활에는 크게 두 가지 특징이 있었습니다.

❶ 생존을 위해 격렬한 신체 활동을 일상적으로 한다.
❷ 정기적으로 칼로리 결핍 상태에 처한다.

원시의 생활에서는 **현대에서 말하는 운동과 단식이 생활의 한 부분으로 자리 잡고 있었습니다.** 바꿔 말하면 우리 조상의 일상은 항상 '고통'과 함께였던 셈입니다.

러닝이나 근력 운동은
진화의 역사를 거스르는 폭동이다

그럼 이러한 원시 시대의 생활방식이 현대에 어떤 영향을 끼치고 있는지 살펴볼까요?

알다시피 현재 많은 선진국에서 운동 부족이 문제시되고 있어요. WHO(세계보건기구)의 조사에 따르면 일본에서는 성인 35.5%가 권장 활동량을 채우지 못하고 있었으며, 특히 20~30대의 80%는 운동 습관 자체가 없었습니다[18].

참 우려스러운 사태지만 진화의 관점에서 생각하면 당연한 현상이라고 할 수 있습니다. 호모 사피엔스가 매일 몸을 움직인 이유는 어디까지나 식량을 확보하기 위해서였어요. 그래서 필요한 고기와 채소를 구하고 나면 더는 몸을 움직일 이유가 없었습니다. **만약 러닝이나 근력 운동을 좋아하는 개체가 있었다면 에너지를 낭비하는 부적응 존재로 진화 과정에서 도태되었을 거예요.**

그 결과 인류의 뇌에는 '**운동을 싫어하는 시스템**'이 갖춰지게 되었습니다. 그리고 원시 시대에는 사실 몸을 움직이고 싶지 않음에도 불구하고 사냥을 나간 개체만이 생존을 허락받았습니다.

따라서 그 유전자를 물려받은 현대인이 운동 부족에 빠지게

01 고통스러학부

02 운동

03 독과 단식

04 멘탈

05 영양

06 수모

07 피부

08 탈 세포

09 모드웰

되는 건 당연하겠지요. 아무리 몸을 움직인들 식량을 얻을 수 있는 것도 아니고, 반대로 운동을 하지 않아도 열량을 충분히 얻을 수 있으므로 굳이 운동해야 할 의미가 없는 것이죠. 말하자면 러닝이나 근력 운동은 600만 년에 이르는 진화의 역사를 거스르는 폭동인 셈입니다.

칼로리 섭취, 즉 식사에 관한 것도 마찬가지입니다. 현대에서 식량을 확보하지 못하는 경우는 드뭅니다. 그것이 건강한 식사인지 아닌지는 둘째치고, 요즘은 누구나 손쉽게 필요한 열량을 섭취할 수 있으니까요.

생존 위험이 없으면
인간의 신체 기능은 떨어진다
그것이 노화다

이쯤에서 첫 질문으로 돌아가 보겠습니다. 왜 우리 몸에 일부러 고통을 주지 않는 한 호르메시스는 작동하지 않는 걸까요?

앞서 봤듯이 현대인은 호모 사피엔스보다 풍요로운 환경 속에 살면서 몸을 움직이지 않아도 필요한 열량을 얻을 수 있습니다. 그 자체로는 현대 문명이 낳은 눈부신 혜택이지만 한편으로는 예기치 못한 문제의 원인이 되기도 합니다. 우리 몸은 현대의 환경을 다음과 같이 해석하기 때문이에요.

'몸을 움직이지 않아도 칼로리가 부족하지 않다니. 이거 뭐 사는 데별 지장이 없잖아. 그렇다면 심신 강화 시스템은 사용하지 말고 잠재워 두자.'

생존 문제가 사라지면 굳이 심신의 회춘 시스템을 작동시킬 필요가 없습니다. 무턱대고 신체 기능을 업그레이드하지 않는 편이 상책이라고 원시의 육체는 생각했던 것이죠.

'그렇다 하더라도, 단순히 심신 강화 시스템이 가동되지 않는 것뿐이라면 큰 문제는 없지 않을까? 심신이 젊어지지 않아도 현상태를 유지할 수만 있다면 괜찮은 거 아닌가?' 이렇게 생각하는 사람도 있을 거예요. 하지만 이게 그리 간단하지만은 않습니다. 왜냐하면 우리의 육체는 생존의 위험에서 벗어났다고 판단하면 다음과 같이 전신의 기능을 떨어뜨리기 때문입니다.

- **신체 기능 저하** : 사용하지 않는 근육이 소실되기 시작하고 세포 내 단백질 합성 속도가 저하된다. 육체가 점점 쪼그라들면서 뼈의 회복 메커니즘과 심장의 혈액 펌프 기능이 떨어진다.
- **정신 기능 저하** : 도파민이나 아드레날린과 같은 신경전달

물질의 분비량이 줄어 의욕이 떨어진다. 아무것도 하기 싫어진다.

만약 이런 상태에 빠지면 우리의 외모는 급격히 늙어버린 인상이 되어버릴 겁니다. 단백질 합성이 원활히 되지 않아 근육과 피부가 처지고 의욕을 잃어 활기가 사라지기 때문이에요.

현대의 진화생물학은 이런 현상이 생기는 이유에 대해 '인체는 명확한 의도를 가지고 기능을 저하시킨다'고 봅니다. 식량이 거의 바닥난 상황에서 살아남으려면 신체 기능을 떨어뜨려 에너지를 절약하는 수밖에 없습니다. 근육을 줄이면 소비 열량이 10~20% 낮아지고, 심장 펌프질을 천천히 해도 비슷한 효과를 얻을 수 있습니다. 의욕이 없으면 몸을 움직이려는 생각도 들지 않기에 에너지 낭비도 막을 수 있겠지요.

인류 진화생물학자 다니엘 리버만(Daniel E. Lieberman)은 이런 메커니즘을 '인간의 신체는 수요에 따라 능력을 조절하도록 진화했다.'라고 표현했습니다 [19]. 다시 말해 **생존 위험이 없는 상태에서 신체 기능이 저하되는 건 소중한 에너지를 보존하기 위해 진화 프로세스가 고안해낸 적응 시스템**과 같다는 것이죠.

비슷한 문제는 인체의 곳곳에서 발견됩니다. 예를 들어 현대처럼 위생 시설이 잘 갖춰진 환경에서는 옛날보다 바이러스나

박테리아의 공격을 받기 어려우므로 우리의 뇌는 잘 사용하지 않게 된 면역 시스템의 기능을 낮추도록 지시를 내립니다. 그 결과 인체는 외부에서 들어온 이물질의 자극에 취약해져 감기나 알레르기 같은 증상이 쉽게 발현됩니다.

또 인체는 본디 체온 조절 기능이 있어 외부 온도에 따라 교감신경과 부교감신경이 서로 길항 작용을 하며 체내의 열을 일정하게 유지하려고 하지요. 그런데 현대에는 에어컨으로 온도를 조절하기 때문에 굳이 신경의 길항 작용을 유지할 필요가 없습니다. 이런 상태가 지속되면 내외부 온도 차에 대응하기 어려워져 자율신경이 제 기능을 하지 못하게 됩니다.

즉 현재 우리에게 '고통'이 필요한 이유는 현대 문명의 이기로 인해 호르메시스의 기능이 꺼져 버렸기 때문이에요. 물론 위생 설비나 에어컨 자체는 위대한 발명이지만, 한편으론 인류의 잠재력을 억누르는 원인이기도 합니다. 이 문제를 해결하기 위해서는 의도적으로 고통을 도입할 수밖에 없는 것이죠.

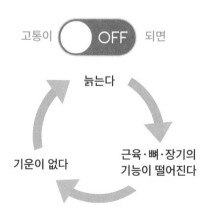

미국의 시크릿 서비스가
터프한 이유는?

'인체에 잠든 호르메시스를 가동시켜라.'

이러한 사고는 이미 일부 정부 기관에서도 도입하고 있는데, 그 중에서도 미국 국토안보부 산하기관인 '시크릿 서비스(Secret Service)'가 이 방법을 취하기로 유명합니다.

시크릿 서비스는 미국 대통령 경호 업무와 위조지폐 단속에 특화된 조직으로 폭발물 처리 및 무장테러조직과의 전투까지 수행하는 전문가 집단입니다. 오바마 전 미국 대통령을 경호했던 에비 폼포라스(Evy Poumpouras)는 시크릿 서비스의 훈련에 대해서 이렇게 말했습니다[20].

"시크릿 서비스의 트레이닝은 호르메시스에 기초해 설계되어 있다. 훈련 담당자는 수개월에 걸쳐 훈련생들의 심신에 서서히 부하를 늘려가며 어떠한 상황에서도 최적의 행동을 취할 수 있도록 육체를 만들어 간다."

시크릿 서비스는 세계에서 알아주는 가혹한 업무를 하는 조직 중 하나입니다. 무장집단과의 총격전, 활활 타오르는 빌딩에서의 탈출, 언제 터질지 모르는 폭발물 해체 작업을 수행하며 대통령 경호를 위해 24시간 동안 먹지도 마시지도 않고 한 장소

에서 쭉 지키고 서 있는 일을 일상적으로 행합니다. 그런 혹독
한 업무를 수행하려면 몸과 마음에 조금씩 스트레스를 주면서
인체의 잠재력을 한계치까지 끌어올릴 수밖에 없습니다. 그것
이 시크릿 서비스가 호르메시스식 사고를 도입하게 된 이유지
요. 시크릿 서비스의 훈련은 다음 단계로 진행됩니다.

❶ **노출** : 신체 기능을 높이는 데 필요한 고통을 선택하고 그
   스트레스에 신체를 노출시킨다.
❷ **연구** : 자신이 고통에 어떻게 반응하는지 관찰해서 기록
   한다.
❸ **조절** : 자신의 스트레스 반응을 분석하고, 다음번에는 고
   통의 수준을 어느 정도까지 높일지 정한다.
❹ **수정** : 적정 스트레스 수준으로 자리 잡을 때까지 고통의
   레벨을 수정한다.
❺ **휴식** : 스트레스로 손상된 심신을 회복시킨다.
❻ **반복** : ❶~❺를 반복해 점진적으로 고통의 레벨을 높인다.

적당한 고통과 휴식을 취하면서 심신에 서서히 부하를 가하
는 것이 시크릿 서비스에서 수행하는 훈련의 기초입니다. 이 훈
련을 반복해 요원에게서 인체의 잠재력을 끌어내는 것이죠.

01 고통수화부

02 운동

03 독과단식

04 멜탈

05 영양

06 수면

07 피부

08 탈세뇌

09 로드맵

고통과 회복에
명확한 기준은 없다

시크릿 서비스만큼 체계적이지는 않더라도, 책의 첫머리에 소개한 치마네족이나 사르데냐섬의 고령자도 의도치 않게 비슷한 행동을 취합니다.

수렵채집민이 몸을 자주 움직이는 건 당연한 이야기겠지만 치마네족은 하루에 평균 14~16km를 걷습니다. 활동량이 많은 만큼 쉴 때는 확실히 쉽니다. 일단 식량을 구하고 나면 낮에는 푹 자고 해가 질 때까지 부족민들과 담소를 나눕니다. 그와 동시에 서로의 회복 수준을 점검하면서 사냥 능력을 충분히 발휘하기 어려울 것이라 판단되는 자가 있으면 다음날 사냥에서 열외시킵니다. **치마네족은 이러한 루틴을 반복하며 적당한 수준의 스트레스를 자신에게 끊임없이 줍니다.**

사르데냐섬의 고령자도 마찬가지예요. 그들 대부분이 전 생애 동안 강도 높은 육체 노동을 계속합니다. 예를 들어 90세를 넘긴 사르데냐섬의 목동은 매년 11월 즈음이면 집을 떠나서 표고가 낮은 지역으로 양들을 데려가 4월에서 5월까지는 돌아오지 않아요. 100세가 넘어서까지 일하는 사람도 많습니다. 올리브 재배에 힘쓰는 사람이 있는가 하면, 산악 지대에서 한 번에 12km

가까이 등반을 하는 사람도 있어요.

물론 휴식도 철저히 합니다. 많은 고령자가 일이 끝나면 사람들과 광장에 모여 포도주와 카드게임을 즐기며 심신의 회복을 도모합니다. 다시 일하러 가기 전에는 우선 자신의 컨디션이 원상태로 돌아왔는지 꼼꼼하게 살피고, 만약 만족할 만한 수준이 아니라고 판단되면 작업량을 줄이는 등 절대 무리하지 않아요.

모두 일상에서 적당한 고통과 회복을 반복한다는 공통점이 있습니다. 그들은 인생의 고통에 맞서며 놀라울 정도로 활력 넘치는 젊음을 유지합니다. 즉 이 책에서 다루고자 하는 안티에이징의 핵심을 한마디로 요약하면 다음과 같습니다.

· **고통 ⇄ 회복**

심신의 젊음을 되돌리기 위해서는 적당한 고통이 필수이며, 동시에 철저한 휴식이 빠져서는 안 됩니다. 이 두 단계가 반복되면 선순환을 이루며 우리의 노화 속도를 늦춥니다.

이를 당연하게 여기는 사람도 있을 거예요. 사용하지 않는 기능이 퇴화하는 것은 세상의 이치이며, 성장하려면 싫은 것도 참아내야 한다는 조언도 흔히 언급되기 때문입니다. 그런 점에서 '고통 ⇄ 회복'이라는 법칙은 태곳적부터 존재하는 보편적인 규칙이라고 할 수 있겠습니다.

단, 여기서 문제는 '**고통과 회복의 반복**'을 제대로 실천할 수 있는 **사람이 그리 많지 않다는 점이에요. 앞서 말한 대로 호르메시스의 효과를 얻기 위해서는 고통의 양을 서서히 늘리면서 신체 기능의 기준선을 높여갈 필요가 있습니다.** 고통과 회복에는 모두 적당량이 존재해서 그 범주를 벗어나면 '스트레스 과다'나 '자극 부족'에 빠져 버립니다. 그렇게 되면 호르메시스가 작동하지 않아 신체 노화 속도는 빨라지게 되지요.

그리고 고통의 적당량이란 개인의 생활방식과 유전자에 따라 달라지므로 어떤 명확한 기준이라는 게 없습니다. 따라서 호르메시스를 활성화하려면 자신에게 맞는 최적의 고통과 회복 수준을 찾는 작업이 필요해요.

그렇다면 우리 몸에 잠들어 있는 회춘 시스템을 깨우기 위해서는 얼마만큼의 고통과 회복이 필요할까요? 자, 이제 실질적인 방법을 알아보러 가보겠습니다.

3단계 정리

- 인간은 '생존 위험'에 처하면 호르메시스가 발동된다. '위험'이 사라지면 늙는다.
- 안티에이징을 위해서는 자신에게 적당한 고통을 서서히 늘려가는 것이 필요하다.
- 세계적인 수준의 장수인들은 고통과 회복을 반복한다.

01 고통수회복

02 운동

03 독과단식

04 멘탈

05 영양

06 수면

07 피부

08 탈・세뇌

09 로드맵

2

바르게 고통주기

적절한 고통이야말로
몸과 마음의 생명력을 깨운다

건강을 지키는 유일한 방법은
먹기 싫은 것을 먹고
마시기 싫은 것을 마시고
하기 싫은 일을 하는 것이다.

– 마크 트웨인 《톰소여의 모험》을 쓴 미국 소설가)

PART 1에서는 안티에이징의 대전제가 되는 이론을 알아보았습니다. 안티에이징의 기본은 '고통 ⇄ 회복'이라는 순환을 이용해 우리 안에 잠재된 강화 시스템을 작동시키는 것입니다.

그래서 PART 2부터는 우리 삶에 적당한 스트레스를 도입하기 위한 테크닉을 전하고자 합니다. 말하자면 **'항노화식 바르게 고통 주기' 방법론**이에요. 다양한 방법이 있지만 여기서는 크게 세 가지로 나누어 안내하려고 합니다.

요법 1 ▶ 프로그레스 엑서사이즈
　　　　단계적으로 부하를 가하는 운동법

요법 2 ▶ AMPK 식사법
　　　　세포의 에너지 시스템을 조절하는 식사법

요법 3 ▶ 노출
　　　　조금씩 뇌에 스트레스를 주는 심리 기법

지금부터 이에 대한 자세한 내용을 차례차례 소개할 텐데요. 세상에 나온 수많은 건강법 중 여러 연구를 바탕으로 극히 신뢰도가 높은 방법들만을 엄선해 다뤘습니다. **나아가 우리의 심신 강화 시스템을 자극하는 '최적의 고통'을 도입할 수 있도록 하는 프로그램을 구성했습니다.**

모든 요법은 처음에는 쉽다가 점점 어려워지도록 구성했으므로 우선 대략적으로 훑어본 다음 '이 정도면 해볼 만하겠다' 싶은 방법부터 시작해 봐도 좋아요.

02
운동

단계적 부하로
외모도 뇌도 젊음을 되찾다

요법 1 **프로그레스 엑서사이즈** ▶ 뇌. 피부. 면역력. 장수

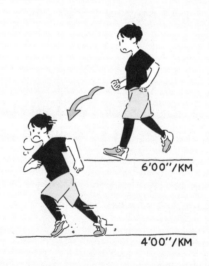

6'00"/KM

4'00"/KM

첫 번째로 살펴볼 요법은 '프로그레스 엑서사이즈'입니다. 명칭 그대로 단계적으로 부하를 늘려가는 운동법의 총칭이며, **고통의 수준을 조금씩 높여 호르메시스의 효과를 발동시키는 것을 목표로 합니다.**

건강과 안티에이징을 위해 운동이 꼭 필요하다는 것은 이제 두말할 필요도 없이 잘 알려진 사실입니다. 특히 최근 들어 젊음의 효과를 증명하는 데이터가 늘고 있는데, 구체적으로 어떤 장점들이 있는지 살펴봅시다.

- **외모가 젊어짐** : 캐나다 맥매스터대학교의 조사에 따르면 규칙적으로 운동을 하는 사람은 40~50대를 넘어서도 피부 장벽 기능을 하는 각질층이 두껍고 운동을 하지 않는 20~30대의 피부와 큰 차이가 없었다. 이 효과는 고령자에게도 똑같이 적용되어 운동 경험이 없는 60세 이상 여성이 1회 30분씩 주 2회 꾸준히 조깅한 결과 **3개월 만에 피부 수분과 콜라겐 양이 20~40대 수준으로 되돌아갔다**[1].

- **텔로미어 유지** : 텔로미어는 염색체의 말단에 있는 보호캡 같은 것으로, 나이를 먹을수록 점점 짧아지는 탓에 세포가 노화하기 시작한다. **최근 연구에서 규칙적인 운동과 텔로미어**

길이 간의 상관관계가 인정되면서 결과적으로 장수로 이어질 가능성이 간접적으로 드러났다[2].

- **뇌 기능 개선** : 인간의 뇌는 보통 40대부터 전두엽과 해마(기억을 관장하는 뇌 영역)가 축소되고 기억력과 의욕, 창의력이 저하된다. 그런데 55세 이상의 남녀를 대상으로 한 연구에서 **1일 30분 정도 주 4~5회 유산소 운동을 하게 한 결과 해마의 크기가 커졌다**[3]. 또한 6개월 유산소 운동 프로그램에 참여한 남녀에게서 **뇌의 정보 처리 능력이 향상되는 현상이 확인되었다**[4].

이렇듯 운동의 효과는 단순히 건강을 유지하는 데 그치지 않습니다. **피부가 좋아지게 만들고 세포의 노화를 막으며 높은 지성을 유지하는 데도 중요한 역할을 합니다.**

단, 반복해서 말하지만 안티에이징을 위한 운동에서 가장 중요한 점은 우리 몸이 견딜 수 있는 고통의 한계치를 점진적으로 높여 나가야 한다는 것입니다. 똑같은 운동이라도 개인이 느끼는 고통의 적정 수준은 저마다 다릅니다. 예를 들어 걷기 같은 활동은 운동선수의 육체 강화에는 별 자극이 되지 않겠지만, 평소 운동을 전혀 하지 않는 사람에게는 피로도가 클 수 있어요.

양쪽 모두 호르메시스가 발동되지 않을뿐더러 운동의 효과도 전혀 얻을 수 없습니다.

프로그레스 엑서사이즈는 누구나 쉽게 할 수 있는 활동을 레벨 1로 설정하고 점점 난도가 높아지도록 구성했습니다. 이미 수년간 꾸준히 운동해 온 사람은 상위 레벨부터 시작해도 상관없지만, 기본적으로는 레벨 1부터 차근차근 시작하는 것이 좋겠습니다. 무리하지 않는 선에서 고통의 레벨을 서서히 올려 보세요.

레벨1 플라세보 트레이닝

플라세보는 주로 약제 테스트에서 사용되는 용어로, 약에 유효 성분이 포함되지 않았는데도 환자의 증상이 개선되는 현상을 말합니다. 원래는 약효가 나타나지 않아야 하지만 **'나는 약을 먹는다'라는 믿음이 증상을 완화한다는 것이죠.** 그 메커니즘은 아직 명확하지 않지만 최근에는 불면증이나 요통 치료에 플라세보를 이용하는 예도 흔해요. 이것은 우리의 정신이 육체에 상당한 영향을 미친다는 사실을 보여 줍니다.

'플라세보 트레이닝'은 그런 믿음이 가진 힘을 응용한 테크닉입니다.

01 고통수확복

02 운동

03 독과 단식

04 멘탈

05 영양

06 수면

07 피부

08 털 세뇌

09 로드맵

일상적인 활동의 운동량을 의식해 본다

플라세보 트레이닝은 아주 쉽게 실천할 수 있습니다. 평소 아무리 운동을 하지 않는 사람이라도 일하다가 가벼운 산책을 하거나 청소나 빨래로 몸을 움직이는 정도는 할 거예요. 이런 **일상속 육체 활동을 새삼 의식해서 '오늘은 15분 걸었다. 몇 계단 올랐다.'라는 식으로 생각해 보는 방법이 플라세보 트레이닝입니다.**

이런 게 과연 의미가 있을까 언뜻 의아하겠지만, 무시할 수 없을 정도로 효과가 큽니다. 하버드대학교 엘렌 랭거(Ellen J Langer) 교수 연구팀은 실험을 위해 한 호텔의 룸메이드 84명을 모아 그중 절반에게만 이렇게 전했습니다[5].

"여러분이 매일 하는 일이 결국은 운동이라는 것을 알고 있었습니까? 예를 들어 시트 교체 작업은 15분에 40kcal, 욕실 청소는 15분에 60kcal가 소비됩니다."

연구팀은 실험에 참여한 그룹에 몸을 더 움직이라고 요청한 것이 아니라, **평소 수행하는 작업으로 소비되는 칼로리를 알려준 것에 지나지 않았습니다.** 어디까지나 본인이 하루에 몸을 얼마나 움직이는지 재확인시켰을 뿐이지요.

그런데 4주 후 나타난 변화는 놀라웠습니다. 일할 때 칼로리가 얼마나 소비되는지 전달받은 사람은 모두 **체중과 체지방이 감**

소하고, 혈압 수치가 개선되었습니다.

한편 아무런 정보도 얻지 못한 그룹은 똑같은 강도로 몸을 움직였음에도 불구하고 체형과 혈압에 변화가 없었습니다. 효과가 나타난 그룹은 '나는 몸을 움직이고 있다.'라고 자각한 게 다인데 **그것만으로도 분명한 차이가 나타난 것이죠.**

플라세보 트레이닝은 평소 자신의 행동을 의식하는 것만으로도 충분합니다. '집에서 역까지 얼마나 걸었더라? 업무 중에 자리를 떠나 걸어 다닌 시간은? 방 청소하는 데 몇 분 걸렸지? 아이와 놀아준 시간은?······.' 이러한 요소들을 신경 써서 관찰하기만 해도 마음속에 '나는 몸을 움직이고 있다.'라는 의식이 생겨 이로운 영향을 미칠 수 있습니다.

집안일 분당 칼로리 소비량	
수면	1kcal
침대 정리	1~2kcal
요리	1~3kcal
청소기 돌리기	3~4kcal
빨래 널기	3~4kcal
바닥 걸레질하기	3~5kcal
식후 설거지하기	3~5kcal
장보기	3~5kcal
세차	4~5kcal
욕실 청소	4~5kcal
가드닝	4~6kcal
1kg짜리 물건 들고 계단 오르기	4~6kcal
창문 닦기	5~7kcal

01 고통수확부
02 운동
03 독과 단식
04 멘탈
05 영양
06 수면
07 피부
08 몸 세팅
09 로드맵

조금 귀찮더라도 활동량을 계산해 자신이 움직인 시간을 기록하면 플라세보 트레이닝의 효과는 더욱 커질 거예요. 한번 시도해 보세요.

레벨2 NEAT 스코어링

NEAT(니트)는 '**비운동성 활동 열 생성**(Non-Exercise Activity Thermogenesis)'의 약어로 스포츠처럼 의식적인 운동이 아닌 일상 활동에서 소비되는 에너지를 뜻합니다. 레벨 1의 플라세보 트레이닝에서 확인했듯이 청소, 세탁, 통근, 육아, 산책과 같은 활동도 모두 NEAT에 속합니다.

NEAT가 하루 소비 에너지에 미치는 영향은 전체의 15~50%를 차지할 만큼 상당합니다[6]. 일반적으로 비만일수록 NEAT가 낮은데, 한 연구에서는 체지방이 많은 피실험자가 일상 활동량을 늘린 결과 1일 소비 칼로리가 352 ± 65kcal나 증가했습니다[7]. 어떤 운동을 할까 고민하기 전에 우선 NEAT를 늘리는 방법을 고려해 보는 건 어떨까요?

01 고통수화법

02 근육

03 독과단식

04 멘탈

05 영양

06 수면

07 피부

08 탈모 서비

09 노드림

불로장수 건강법 2 일상 활동(NEAT)의 양을 늘린다

일상 활동량을 효과적으로 늘리려면 어떤 목표가 필요할까요? '엘리베이터 대신 계단을 이용한다. 하차할 역보다 한 구역 먼저 내려서 목적지까지 걸어간다.'와 같은 조언도 흔히 언급되지만, 실행에 옮기기 쉬운 활동이란 것은 개인의 라이프 스타일에 따라 크게 달라지기 마련입니다. 자신의 NEAT를 얼마나 늘려야 좋을지 판단하기 어려운 사람도 많을 거예요.

이 문제를 해결하는 데 도움이 되는 것이 'NEAT 스코어링'입니다. NEAT 연구의 대가 제임스 레바인(James Levine)의 연구에 기초한 검진 테스트로, 자신이 현시점에서 달성할 수 있는 NEAT 레벨을 어느 정도 판단할 수 있습니다[8].

만약 NEAT 레벨이 낮다면 NEAT 스코어링 질문을 다시 확인하면서 '현재 생활에 간단히 할 수 있는 일'은 무엇이 있을지 생각해 보기 바랍니다. '텔레비전을 보면서 바닥 걸레질을 하자.', '영화관에 가는 횟수를 늘리자.' 등 스스로 생각할 때 '이 정도면 할 만하겠는데…….'라고 여겨지는 활동이면 무엇이든 좋아요.

핵심은 여러 가지 활동을 조금씩 늘려가는 거예요. 예를 들어 지금까지 계단을 거의 이용하지 않던 사람이 하루아침에 엘리베이터 사용을 중단하는 것은 너무 갑작스러운 변화겠지요.

NEAT(일상 활동) 스코어링 체크 리스트

❶ 항상 엘리베이터가 아닌 계단을 이용한다.	+3
❷ 직장까지 15~30분 정도 걸어야 하는 구간이 있다.	+1
❸ 자신이 느끼기에 다른 사람보다 계단을 자주 오르내린다.	+2
❹ 스탠딩 책상을 사용한다(또는 서서 일한다).	+3
❺ 30분마다 일을 중단하고 화장실에 가거나 걷는다.	+1
❻ 의자에 앉아 있는 동안 다리를 가볍게 올렸다 내렸다 한다.	+1
❼ 하루 한 번은 목욕을 한다(또는 샤워를 한다).	+1
❽ 늘 등을 펴려고 의식한다.	+1
❾ 전체 식사의 80%를 집에서 만들어 먹는다.	+1
❿ 밥을 먹은 다음 설거지를 한다.	+1
⓫ 다른 사람보다 느리게 걷는 편이다.	-1
⓬ 콘서트장, 영화관, 노래방 등에 자주 간다.	+1
⓭ 청소기를 돌리거나 바닥 닦는 일을 주 2회 이상 한다.	+2
⓮ 빨래를 개고 옷가지를 정리한다.	+1
⓯ 악기 연주나 뜨개질 등 가볍게 몸을 움직일 만한 취미가 있다.	+1
⓰ 하루에 한 번은 아이들 또는 반려동물과 놀아준다.	+2
⓱ 밤마다 텔레비전이나 스마트폰을 본다.	-2
⓲ 스마트폰이나 피트니스 트래커로 매일 소비 칼로리나 걸음 수를 확인한다.	+3

합계   점

점수를 매겼다면 모든 점수를 더한다.
합계에 따른 NEAT 레벨은 아래와 같이 판단할 수 있다.

5점 이하	NEAT 레벨이 평균보다 낮다. 몸을 거의 움직이지 않기 때문에 전반적인 개선이 필요하다.
6~10점	NEAT 레벨이 평균보다 약간 낮다. 집안일을 늘리는 것부터 시작해 점점 활동량을 늘려가도록 한다.
11~15점	NEAT 레벨이 평균이다. 산책이나 외출 횟수 등을 늘려 활동량을 좀 더 늘린다.
16~20점	NEAT 레벨이 평균보다 높다. HIIPA(69쪽)를 이용해 활동량을 더욱 늘릴 것을 추천한다.
21점 이상	NEAT 레벨이 이미 충분하다. 그 이상을 목표로 한다면 HIIT-WB(79쪽) 등을 참고한다.

01 고통↔회복

02 운동

03 독과 단식

04 멘탈

05 영양

06 수면

07 피부

08 팀 세비

09 로드맵

쓰레기 분리 배출이나 청소 횟수가 적은 사람이 매일 걸레질을 목표로 하는 것도 현실성이 떨어져요. 그런 식으로 하기보다는 지금까지 한 달에 한 번 걸레질했다면 일주일에 한 번으로, 일주일에 한 번 외출했다면 일주일에 두 번으로, 하루에 30분 걸었다면 40분으로 늘리는 등 여러 개의 활동을 조금씩 늘려가는 것이 요령입니다.

당장 할 수 있는 활동 세 가지를 골라 '각각의 부하를 1.5배 높이는 방법'을 생각해 보는 것도 좋습니다(1.5배 부하는 주관적으로 판단해도 괜찮음). 그런 다음 3~4주 동안 NEAT 스코어링을 5점씩 높인다는 마음으로 해 나가면 됩니다.

처음에는 '이런 작은 개선이 도움이 될까?'라는 의구심이 들기도 하겠지만 NEAT 스코어링이 오르면 몸은 확실히 젊음을 되찾습니다. 16~25점을 최종 목표로 해서 일상생활에 조금씩 '고통'을 가해 주세요.

01 고통수화부

02 운동

03 독과단식

04 멘탈

05 영양

06 수면

07 피부

08 털세뇌

09 로드맵

레벨3 HIIPA

NEAT 점수가 16점을 넘었다면 다음은 'HIIPA(히파)'를 도입해 봅시다. HIIPA는 '고부하 우발적 신체 활동(High Intensity Incidental Physical Activity)'의 약어로 일상 활동을 고부하로 행하는 것을 말합니다. 일부러 체육관 같은 곳에 가서 운동을 하라는 게 아닙니다. 우리가 **매일 행하는 출퇴근이나 집안일을 조금 더 높은 강도로 행하는 것이 핵심이에요.** 그럼 구체적인 예를 살펴볼까요?

불로장수 건강법 3 일상 활동에 부하를 가한다

HIIPA의 기본은 흔한 일상 활동을 다음과 같이 강도를 조금 높여 실시하는 것입니다.

- 점심을 먹으러 비탈길에 있는 음식점으로 뛰어 올라간다.
- 출퇴근할 때 역까지 뛰어간다.
- 계단을 2단씩 뛰어 올라간다.
- 평소 10분 걸리는 걸레질을 5분 안에 끝낸다.
- 평소보다 2배 빠른 걸음으로 산책한다.

언뜻 운동 같지 않아 보이는 면이 있지만, **최근 연구에서는 일상 활동의 부하를 조금 높이기만 해도 양질의 운동을 한 것과 같은 효과가 있다는 사실이 입증되었습니다**[9]. 2018년 미국 보건복지부는 과거의 방대한 건강 조사를 정밀 검토해 이런 결론을 내렸습니다[10].

'현재까지의 통계 조사에 따르면 1회당 운동 시간은 운동으로 얻을 수 있는 장점과 아무런 관계가 없다. 책상 업무 시간을 줄이고 몸을 조금 움직이기만 해도 충분하다. 우리가 하는 **모든 행동을 운동 시간으로 생각해야 한다.**'

즉, 매일 체육관에서 30분씩 뛰는 사람과 '3분 거리에 있는 편의점까지 뛰어가기, 역 계단을 30초 동안 뛰어 올라가기' 같은 일상 활동을 30분 누적한 사람을 비교했을 때 얻을 수 있는 건강 효과는 거의 같다는 것이죠. 따라서 **아무리 짧은 시간의 움직임이라도 '1일 운동 시간'으로 계산해** 주세요. 참고로 HIIPA의 구체적인 수치 예는 다음 쪽에 소개해 두었습니다[11].

아주 작은 일상 활동이라도 조금만 강도 높게 움직이면 필요한 운동량을 충족시킬 수 있습니다. '조금 강도 높은 활동'의 기준은 주관적으로 판단해도 괜찮습니다. **대략적인 기준을 참고로 말하자면, 자신이 '너무 힘들어서 못하겠다!'라고 느낄 정도의 운동 강도를 10점이라 쳤을 때 4점 정도를 목표로 하길 추천합니다.** 호흡이 조금 빨라지고 몸이 살짝 뜨거워지는 수준입니다.

주관적인 판단이라도 괜찮습니다. 이는 1980년대부터 임상시험에서도 사용된 전통적인 방식이며 비교적 정확하게 운동 강도를 판단할 수 있습니다[12].

하루에 20~30분 정도의 HIIPA를 30일간 계속하면 레벨 3도 클리어입니다. 이어지는 레벨 4부터는 본격적인 운동으로 넘어 갑니다.

HIIPA(고부하로 일상 활동을 하는 것)의 구체적인 수치 예시

1 출퇴근 시간 등에 시속 4km 이상의 속도로 쉬지 않고 걷기를 5분간 주 5회 실시하면,
1일 운동 권장량의 17%를 하는 것과 같다.

2 쇼핑이나 산책 등을 통해 시속 4km 이상의 속도로 20분간 걷기를 주 1회 실시하면,
1일 운동 권장량의 13%를 하는 것과 같다.

3 집안일을 주 1회 30분 하면,
1일 운동 권장량의 20%를 하는 것과 같다.

4 매일 1분씩 계단을 뛰어 올라가면,
1주일간 운동 권장량의 9%를 하는 것과 같다.

5 자전거를 시속 10km 이상의 속도로 주 1회 10분 타면,
1일 운동 권장량의 13%를 하는 것과 같다.

6 주 1회 30분 춤을 추면,
1일 운동 권장량의 40%를 하는 것과 같다.

01 고통수화부

02 운동

03 독과단식

04 멘탈

05 영양

06 수면

07 피부

08 털세뇌

09 노드밀

레벨 4 워킹

걷기는 간단하면서도 효과가 뛰어난 운동이지요. 걷기의 효능을 증명한 데이터는 무수히 많은데, 특히 하버드대학교에서 발표한 2019년 논문의 정확도가 높습니다[13]. 연구팀은 36,383명 분의 데이터를 바탕으로 운동량과 사망률의 관계를 메타 분석했습니다. '메타 분석'이란 과거의 데이터를 종합해서 거시적인 결론을 끌어내는 방법으로, 과학적 근거로서 신뢰도가 매우 높은 연구 방법입니다. 분석 결과는 다음과 같았습니다.

- 걷기 등의 가벼운 운동을 자주 하는 사람은 운동을 전혀 하지 않는 그룹과 비교해 사망률이 62% 낮았다.
- 앉아 있기만 하고 몸을 거의 움직이지 않는 사람은 걷기 등의 가벼운 운동을 하는 사람과 비교해 사망률이 263% 높았다. 특히 1일 12시간 이상 앉아 있는 사람은 사망률이 292% 높았다.

데이터에 따르면 **걷기의 효과는 '1일 375분'까지 계속 증가했습니다.** 하지만 매일 그렇게까지 걷는 것은 비현실적인 일이겠지요. 하루 동안 걷는 시간에 따른 효과의 가이드라인은 다음과 같습니다.

- **최소한의 신체 능력 유지를 위한다면 1일 8분** : 49세 이상의 남녀 1,564명을 대상으로 한 조사에서 매일 8분 정도 약간 빠르게 걸으면 나이가 들어서도 충분한 신체 능력을 유지할 수 있다는 결과가 나왔다[14].

- **멘탈 개선을 위한다면 1일 10분** : 33,908명을 11년간 추적한 데이터에 따르면 매일 10분 전후로 걷기를 실시한 사람은 정신 건강이 악화될 위험이 12% 감소했다[15].

- **조기 사망 예방을 위한다면 1일 20분** : 하루 걷는 시간이 20분을 넘어선 시점부터 조기 사망률이 감소하기 시작해 1일 100분이면 그 효과가 최대에 달한다는 보고가 미국 국립 암연구소에서 나왔다[16].

- **뇌 기능 유지를 위한다면 1일 40분** : 2010년 메타 분석에서는 1일 40분, 주 3회 걷기를 한 고령자의 인지 기능이 개선되었다는 결과가 나왔다[17].

- **사망 위험 감소를 위한다면 1일 60분** : 앞서 본 하버드의 메타 분석에 따르면 1일 60분 걷기를 한 사람은 몸을 움직이지 않는 사람보다 사망률이 40% 낮아지는 경향이 있음이 확인되었다.

01 고통수확복

02 근육

03 독파 단식

04 멘탈

05 영양

06 수면

07 피부

08 탈 체노

09 두드림밥

앞서 살펴봤듯이 하루 동안 걷는 시간이 길어질수록 우리 몸은 노화를 지연시키고 건강해지지만, 시간 대비 효과를 고려하면 **1일 20~30분을 목표로 하는 것이 현실적입니다.** 이 정도 수준의 걷기를 일주일에 5회씩 40일간 지속하면 레벨 4는 클리어입니다.

　덧붙이자면 여기서 다룬 가이드라인은 대부분 '관찰 연구(인위적·기능적 개입을 하지 않고 단순히 특정 장소에서 일어나는 일이나 이미 일어난 일, 혹은 앞으로 일어날 일을 관찰하는 연구 방법)'를 기반으로 했으며 엄밀히 통제된 실험과 비교해 정확도가 높은 내용은 아닙니다. 어디까지나 대략적인 기준으로 사용해 주세요.

레벨 5　인터벌 속보

사르데냐섬의 고령자들이 달리기나 근력 운동 등을 하지 않고 일상에서 노동과 걷기만으로도 젊음을 유지하고 있다는 이야기는 서두에서도 말했습니다. 그런 맥락에서 레벨 4의 워킹까지 실시한다면 안티에이징에 필요한 운동량은 충분히 채울 수 있으리라 생각됩니다.

01 고통수확물

02 운동

03 독과단식

04 멘털

05 영양

06 수면

07 피부

08 탈·세뇌

09 도드맘

하지만 사실 많은 사람이 사르데냐섬의 주민들만큼 활동량을 채우기는 힘들어요. 온종일 사무실에 틀어박혀 일하는 현대인이 올리브 농장에서 일하는 것만큼 몸을 움직이기란 당연히 어렵겠지요. 출퇴근이나 가정에서의 시간을 활용해 활동량을 늘릴 수 없는 상황이라면 부하가 높은 운동을 통해 단기간에 육체를 자극해야 합니다.

따라서 레벨 5부터는 육체를 효율적으로 자극할 수 있는 '시간 단축계 운동'을 소개할 거예요. 운동 시간이 채 30분이 걸리지 않으며, 개중에는 4분이면 끝나는 것도 있습니다. 하루 중 활동량을 늘릴 시간이 없는 사람뿐 아니라 강도 높은 운동을 좋아하는 사람도 실천해 보길 바랍니다.

불로장수 건강법 5 '3분간 천천히 걷기 → 3분간 빠르게 걷기'를 반복한다

'인터벌 속보'는 일본 신슈대학교 연구팀이 개발한 운동입니다 [18]. 연구팀은 중장년층 679명을 대상으로 1주당 60분 이상의 인터벌 속보를 주문했습니다. 5개월 후에 경과를 확인해 보니 **인터벌 속보를 실시한 그룹은 최대 산소 섭취량이 14% 증가하고 성인병 수치도 17%나 개선되었습니다.**

요컨대 체력이 좋아져 피로감이 줄고 당뇨병이나 고혈압에 걸릴 위험도 크게 낮아진 것이죠. 통상의 걷기 운동으로는 이만큼의 개선을 기대하기 어렵습니다. 인터벌 속보는 다음과 같은 방법으로 실행합니다.

❶ '3분 동안 천천히 걷기 → 3분 동안 빠르게 걷기'를 1세트 실시한다.
❷ ❶을 최소 5세트 반복한다.

'빠르게 걷기'의 기준은 HIIPA(69쪽)처럼 자신의 주관으로 판단하는 것이 가장 좋아요. **가장 고통스러운 상태를 10점이라고 했을 때 4~5점 정도를 목표로 잡아 주세요.** 일반적으로 '천천히'는 시속 3~4km, '빠르게'는 시속 6~8km 정도입니다.

참고로 인터벌 속보의 실험 데이터는 아직 그 양이 충분치 않아서 효과의 수준을 정확히 파악하는 데 검증이 필요한 단계지만, 운동 강도를 바꾸면 운동의 효과가 커진다는 사실은 이미 비슷한 연구에서도 증명된 바 있습니다(78쪽에서 자세히 서술). 인터벌 속보를 실시할 때는 1일 8~10분부터 시작하세요.

01 고통수확부

02 운동

03 독과 단식

04 멘탈

05 영양

06 수면

07 피부

08 블루셰트

09 모드맨

레벨6 SIT 프로토콜

'SIT(시트)'는 스프린트 인터벌 트레이닝(Sprint Interval Training)
의 머리글자를 딴 운동입니다. 자꾸 줄임말을 써서 죄송스럽지
만, 쉽게 기억하는 데는 도움이 되리라 생각합니다.

강도 높은 운동과 휴식을 여러 번 반복하는 것이 특징이며 **인
터벌 속보의 강화 버전이라고 할 수 있습니다.**

불로장수 건강법 6 '전력을 다해 움직이기→쉬기'를 반복한다

'SIT 프로토콜'의 기본은 다음과 같습니다.

❶ 10~30초간 전력을 다해 몸을 움직인다.

❷ ❶에서 한 운동의 5배 이상 동안 쉰다. 가령 10초 전력 질
   주했으면 50초 이상 쉰다.

❸ ❶ ~ ❷를 3회 반복한다.

❶의 운동은 무엇이든 상관없습니다. 헬스장에서 실내 자전
거를 타도 좋고 집에서 발판 오르내리기를 해도 좋아요. '전력
을 다해 몸을 움직인다'는 핵심만 잘 준수하면 어떤 운동을 택

해도 효과를 얻을 수 있습니다.

이때 운동의 강도는 **'온 힘을 다한다'**는 정도로 해주세요. 운동이 끝난 직후 다리가 후들거려 걸을 수 없을 수준이며 70쪽에서 소개한 주관 점수로 '9~10점'을 목표로 합니다.

SIT 프로토콜의 효과는 복수의 연구에서 확인되며 맥매스터 대학교의 마틴 지발라(Martin Gibala) 교수가 진행한 테스트가 대표적입니다 [19]. 연구팀은 운동이 부족한 남성을 모아 SIT 프로토콜 그룹과 유산소 운동 그룹으로 나누었습니다. 실험에서 진행한 SIT 프로토콜은 다음과 같습니다.

❶ 2분 동안 가벼운 준비운동으로 몸을 풀어준다.
❷ 20초 동안 전력을 다해 실내 자전거를 탄다.
❸ 2분 동안 실내 자전거를 가볍게 타면서 쉰다.
❹ ❷~❸을 2회 더 반복한다.
❺ 3분 동안 가볍게 정리 운동한다.

즉 SIT 프로토콜을 실시한 시간은 실질적으로 7분을 넘기지 않으며 진짜 힘든 구간은 1분밖에 되지 않습니다. 이에 비해 유산소 운동 그룹은 실내 자전거를 타기 전후에 5분간의 준비 운동과 정리 운동을 넣고 최대심박수의 70~80% 부하로 45분간 실시했습니다.

　12주간 실시한 후 피실험자의 신체 상태를 확인한 결과 **두 그룹 모두 심폐 기능이 20% 상승하고 인슐린 감수성과 근육 기능도 동등한 수준으로 개선되었습니다.** SIT 프로토콜 그룹의 운동 시간이 현저히 적었음에도(총 6시간) 많은 시간을 들인 유산소 운동 그룹(총 27시간)과 같은 수준으로 신체가 젊어진 것이죠. 시간 단축 차원에서 보면 SIT 프로토콜이 명확히 우위를 차지했습니다. **운동을 과도하게 하지 않도록 주의하면서 주 2~3회 페이스로 실천해 보기 바랍니다.**

레벨 7   HIIT - WB

안티에이징은 심폐 기능 개선을 빼놓고 이야기할 수 없는데, 그와 더불어 근육량 증가도 중요한 부분입니다. 앞서 본 하버드대학교의 메타 분석(72쪽)에서도 유산소 운동에 주 2회 이상 근력 운동을 추가로 시행하면 사망률이 10~20% 더 낮아진다고 보고되고 있습니다.

　이에 레벨 7에서는 'HIIT-WB(High Intensity-Interval Training Whole-Body, 전신 고강도 인터벌 트레이닝)'라는 운동을 소개하고자

01 고양수 회복

02 운동

03 독 p 단식

04 멘탈

05 영양

06 수면

07 피부

08 탈 세 노

09 두 드 밥

합니다. 영국 퀸즐랜드대학교 등이 개발한 방법으로 심폐 기능 개선과 근육량 증가를 모두 기대할 수 있는 운동입니다.

근육량 증가라고 하면 다소 울룩불룩한 근육질의 몸이 될까 봐 걱정하는 여성이 있을지도 모르겠지만, 그 부분은 염려하지 않아도 됩니다. 여성의 몸은 근육을 늘리는 데 필요한 호르몬(테스토스테론)이 남성의 10분의 1에서 30분의 1 정도밖에 분비되지 않습니다. 여자 프로 역도선수만 봐도 근육이 울룩불룩 강조된 체형이기보다는 유연하고 탄탄한 인상을 주는 경우가 많습니다. 안심하고 HIIT-WB를 해 보세요.

불로장수 건강법 7 HIIT-WB를 실시한다

HIIT-WB는 다음 ❶~❺의 순서로 하시면 됩니다. 보는 바와 같이 전신을 골고루 사용하는 종목만으로 구성되었으며 러닝이나 사이클링으로는 단련하기 힘든 근육도 자극할 수 있습니다. **전부 실시해서 4분이 채 걸리지 않기 때문에 시간적 여유가 없는 사람에게도 안성맞춤입니다.**

최근에는 HIIT-WB의 효과를 검증한 실험이 늘면서 신체 기능 개선에 도움을 준다는 사실이 추가로 밝혀졌습니다[20]. 그 중에서도 유명한 것은 퀸즐랜드대학교의 실험으로 연구팀은

01 고등수학부

02 근육

03 독과 단식

04 멘탈

05 영양

06 수면

07 피부

08 탈세포

09 운드맙

건강한 남녀에게 HIIT-WB를 주 4회 실시하도록 하고, 1일 30분씩 러닝을 한 그룹과 비교했습니다. 4주간의 실험 후 체력 테스트를 한 결과 다음과 같은 차이가 나타났습니다[21].

· 두 그룹 모두 최대 산소 섭취량이 약 7~8% 향상되었다.
· HIIT-WB를 실시한 그룹의 근지구력이 좋아져 다리 근력 40%, 팔굽혀펴기 135%, 체스트 프레스 207%가 개선되었다. 러닝 그룹에서는 근육 개선이 보이지 않았다.

이 실험에서 HIIT-WB 그룹이 실시한 운동 시간은 일주일에 단 16분뿐이었습니다. 그런데도 러닝 그룹과 같은 수준으로 심폐 기능이 향상되고 근육은 최대 2배까지 발달했으니 실로 놀라운 결과입니다. 새로운 테크닉이라 추가 실험이 필요한 부분도 있지만 꼭 한번 해 보기 바랍니다.

버피

허리를 곧게 펴고 선다. 상체를 구부려 양손으로 바닥을 짚는다. 양쪽 다리를 점프하듯 뒤로 쭉 뻗어 등과 발끝이 일직선이 되게 한다. 다시 몸통 쪽으로 다리를 모으고 일어나며 가볍게 점프한다.

❶ 버피를 전력으로 20초 실시하고 10초 쉰 뒤 다음 종목으로 넘어간다.

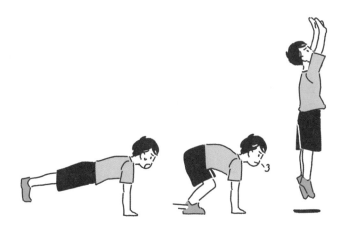

마운팅 클라이머

양손을 바닥에 짚고 다리까지 일직선상에 놓이도록 푸시업 자세를 잡은 상태에서 양다리를 번갈아 가며 몸통 쪽으로 끌어당긴다.

❷ 마운팅 클라이머를 전력으로 20초 실시하고 10초 쉰 뒤 다음 종목으로 넘어간다.

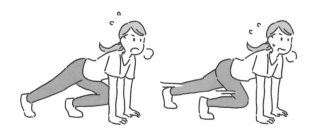

스쿼트 & 스러스트

바로 선 자세에서 덤벨을 쥔 양손을 얼굴 앞으로 들어 올린다. 이때 아래팔이 가능한 한 바닥과 수직이 되도록 한다. 그대로 다리를 구부리며 스쿼트 자세를 취한다. 일어서면서 양팔을 머리 위로 들어올린다.

❸ 전력으로 20초 실시한 다음 10초 쉬고 다음 종목으로 넘어간다.

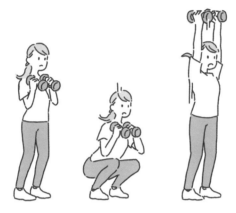

점핑 잭

손을 내린 상태에서 발을 어깨너비로 벌리고 선다. 가볍게 점프하면서 발을 어깨너비보다 크게 벌리고, 바닥에 착지하는 순간 손을 머리 위로 모은다. 다시 점프하면서 시작 자세로 돌아간다.

❹ 점핑 잭을 전력으로 20초 실시하고
  10초 쉰 뒤 다음 종목으로 넘어간다.

❺ ❶~❹를 2세트 실시한다.

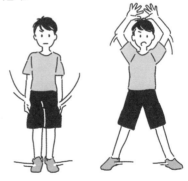

01 고통 ⇆ 회복

02 운동

03 독과 단식

04 멘탈

05 영양

06 수면

07 피부

08 탈 셀프

09 모드립

엑서사이즈 옵션

지금부터는 운동 외에 신체에 적당한 고통을 주는 옵션으로 활용할 수 있는 방법을 소개할게요. 운동보다는 안티에이징 효과가 낮지만 시도해 볼 가치는 있어요.

불로장수 건강법 8 20분 동안 사우나에 들어간다

가장 첫 번째 옵션은 사우나입니다. **사우나는 온도에 따라 심박수를 120bpm 내외로 증가시켜 운동과 유사한 효과를 재현합니다.** 사우나의 효과를 최대한으로 얻기 위해서는 섭씨 80도 이상의 건식 사우나에 1회 20분 동안 들어가는 방법을 추천해요. 그 이상 머물게 되면 효과가 떨어질 수도 있으니 주의하세요[22, 23].

불로장수 건강법 9 찬물로 샤워한다

열이 안티에이징을 돕는 효과가 있듯이 **'냉각'에도 젊어지게 하는 효과가 있으며,** 이에 대해 이미 일정 수준의 평가가 이루어진 바 있습니다. **겨울에 수영을 한 남녀의 항산화 기능이 향상된 사례**[24]나 섭씨 10도의 방에서 지낸 피실험자의 아디포넥틴(장수 호르몬)이

70%나 증가한 연구 결과 [25] 같은 흥미로운 데이터가 상당수 있습니다.

그중에서도 가볍게 할 수 있는 방법이 '찬물 샤워'입니다. 먼저 미지근한 물로 몸을 적셔 몸이 물의 온도에 적응하게 한 다음 10~12도의 냉수로 30~90초 정도 샤워하는 방법으로 충분한 안티에이징 효과를 얻을 수 있습니다. 3,018명을 대상으로 한 연구에 따르면 이 샤워법을 1개월 동안 지속한 그룹은 일반 샤워 그룹보다 감기에 걸릴 확률이 29% 감소했으며 종일 활력이 넘쳤습니다 [26]. 추위를 심하게 타지만 않는다면 가끔은 몸을 차게 해 보는 것도 괜찮지 않을까요?

01 고통순환독

02 운동

03 독과 단식

04 멘탈

05 영양

06 수면

07 피부

08 탈·세나

09 프드맵

03
독과 단식

대사를 개선하고
세포의 젊음을 되찾다

요법 2 **AMPK 식사법** ▶ 대사. 장수. 다이어트. 외모

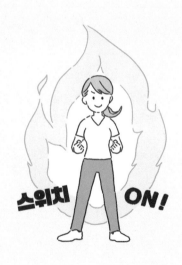

스위치 **ON!**

우리 몸에 적당한 고통을 주는 요법 두 번째는 'AMPK 식사법' 입니다. 앞의 프로그레스 엑서사이즈가 운동을 통해 외부에서 신체를 자극했다면, **지금부터는 몸 내부에서 호르메시스를 작동시킬 거예요.**

AMPK는 '연료 센서' 역할을 하는 효소의 일종으로, **우리 몸에 필요한 에너지가 부족해지면 활동을 개시합니다. 온몸의 세포에 '신체를 효율적으로 사용하라'라고 명령을 내리지요.** 이는 '대사의 마스터 스위치'라고도 불리는 중요한 메커니즘이에요. 그만큼 AMPK가 노화에 큰 영향을 미친다는 것은 두말할 필요도 없겠습니다. 에너지를 효율적으로 사용할 수 있게 되면 그만큼 세포 기능도 좋아지고 종국에는 건강 수명도 연장될 수 있으니까요.

최신 연구에서도 AMPK의 활성화에 따라 노화가 늦춰지고 수명이 연장되는 메커니즘이 조금씩 밝혀지고 있습니다[27]. 안티에이징 연구의 권위자 카이 카르니란타(Kai Kaarniranta)는 이렇게 말합니다.

"에너지 대사의 효율을 개선하면 스트레스에 강해지고 세포의 기능도 향상된다. 그러면 건강 수명의 개선과 연장 효과를 얻을 수 있을 것이다. 다수의 실험에서도 AMPK의 증가에 따른 수명 연장이 확인되고 있다."

AMPK가 작동하기 시작한 상태란, 말하자면 실적이 떨어진

01 고통↔회복

02 운동

03 좋과 단식

04 멘탈

05 영양

06 수면

07 피부

08 털 세포

09 노스텔

기업이 긴급히 경영 합리화에 나선 상태라고 볼 수 있어요. 낭비되는 경비를 대폭 삭감하는 것은 물론 직원의 특기 분야를 조사해 각자의 특성에 맞는 일을 할당한 상태와 비슷합니다. 적재적소에 직원을 배치하면 당연히 일에 대한 의욕을 높이고 업무 생산성이 높아지겠지요.

마찬가지로 AMPK가 가동한 **체내에서는 신체의 최적화가 이뤄져 당이나 지질의 대사를 원활히 조절할 수 있게 됩니다.** 그 결과 우리의 몸은 젊어지는 것이죠.

세포가 젊어진다
단식의 놀라움

AMPK 식사법은 인체의 연료 센서를 자극하는 식사법입니다. 어느 정도 '고통'이 뒤따르지만 꾸준히 지속하기만 하면 우리 몸에서 안티에이징의 기능이 작동하게 되지요.

이 식사법의 핵심은 크게 두 가지입니다.

❶ 파이토케미컬 도입
❷ 단식 실천

첫 번째 파이토케미컬은 PART 1에서 이미 설명한 바와 같습니다. **식물에 함유된 폴리페놀 등의 성분은 체내에서 '가벼운 독성 물질'로 작용하고, AMPK를 통해 호르메시스를 활성화시킵니다.**

두 번째 핵심인 단식(Fasting, 패스팅)도 아주 오래전부터 전 세계에서 행해져 온 건강법으로 근래에 여러 데이터에서 안티에이징 효과가 확인되었습니다. 2019년 미국 국립노화연구소의 연구팀이 발표한 리뷰 논문(해당 분야의 최신 성과를 평가한 논문-옮긴이)을 살펴보겠습니다 [28]. 단식에 관한 선행 연구를 상세히 조사한 논문으로 현 단계에서 최선의 견해들을 다루고 있습니다.

01 고통은 화학
02 운동
03 독과 단식
04 멘탈
05 영양
06 수면
07 피부
08 탈 셀프
09 모드믹

분석 결과 연구팀은 '단식에는 체중 감량 이상의 효과가 있다.'라는 의견을 내놓으며 그 효과를 다음과 같이 정리했어요.

- 체내 염증을 진정시켜 알레르기성 천식과 관절염을 개선한다.
- 면역 시스템을 조절해 손상된 세포를 회복시킨다.
- 뇌의 정보 처리 속도를 향상시킨다.

면역 시스템부터 뇌 기능까지 개선된 것으로 보아 효과의 범위가 상당히 넓다고 볼 수 있습니다.

AMPK가 몸 전체의 에너지 균형을 유지하는 기능을 한다는 점을 고려하면 이처럼 단식의 효과가 뛰어난 것은 당연한 이야기일 것입니다. **일정 기간 칼로리 공급이 끊기면 당황한 인체가 AMPK를 활성화시켜 세포 수준에서 안티에이징 기능이 가동되기 때문입니다.**

단, 이때의 단식은 기본적으로 가벼운 고통을 주는 것이 주목적이므로 다음 쪽의 조건에 해당할 때는 실천하지 않는 편이 좋습니다.

그럼 이상의 전제를 토대로 AMPK의 활성에 도움이 되는 방법을 레벨 순으로 살펴볼게요. 자신이 실행에 옮기기 쉬운 방법부터 해 보기 바랍니다.

단식을 추천하지 않는 경우

⚠ BMI가 18 이하인 경우	BMI가 낮으면 저칼로리로 인해 몸이 견디지 못할 가능성이 있다. 이때는 지방과 근육을 늘리는 일이 우선이다.
⚠ 당뇨가 의심되는 경우	인슐린 감수성이 낮으면 단식의 영향으로 증상이 악화될 가능성이 있으므로 무턱대고 단식을 하면 안 된다. 주치의와 상담 후 당 대사를 개선한 다음 시도한다.

01 고통 수화부

02 운동

03 독과 단식

04 멘탈

05 영양

06 수면

07 피부

08 틸 세뇌

09 로드맵

레벨 1   폴리페놀 섭취량 늘리기

가장 손쉽게 AMPK를 활성화할 수 있는 방법은 폴리페놀의 섭취입니다. 누차 언급했듯이 식물의 폴리페놀은 인체에 독성으로 작용해 AMPK를 자극합니다. **에너지 효율과 DNA의 회복 능력 개선, 미토콘드리아 생합성 자극 등 우리의 몸을 세포 수준에서부터 젊게 만듭니다**[29].

수렵채집민이나 사르데냐섬의 장수인도 매일 폴리페놀을 섭취합니다. 예를 들어 탄자니아 하드자족이 먹는 바오밥나무 열매에 함유된 폴리페놀의 양은 선진국에서 소비되는 베리류보다 무려 20배나 많아요. 사르데냐섬의 초고령자도 블랙베리와 미르토(사르데냐의 숲에 자생하는 고대 때부터 존재했던 허브의 일종) 술을 즐김으로써 폴리페놀의 일종인 하이드록시타이로솔 등을 대량으로 섭취합니다.

즉, 폴리페놀의 섭취량을 늘리는 것이 곧 안티에이징 식사법의 첫 걸음이라고 할 수 있겠습니다.

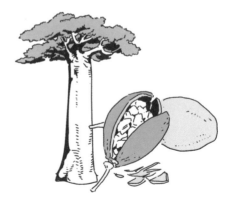

01 고통수확부
02 운동
03 독과단식
04 멘탈
05 영양
06 수면
07 피부
08 탈세뇌
09 노스탤지어

불로장수
건강법 **10**

향신료, 허브, 베리, 커피를 통해 폴리페놀을 섭취한다

2010년 프랑스의 오베르뉴대학교 연구팀은 기존 자료들을 분석해 폴리페놀이 풍부한 식품을 조사했습니다[30]. 수천 건 이상의 과거 데이터에서 폴리페놀이 풍부한 채소와 과일 100종을 간추린 조사로, 상위를 차지하는 식품은 다음 쪽 표에 정리해 두었습니다. 폴리페놀 섭취를 늘리고자 할 때 참고하세요.

기본적으로 폴리페놀이 가장 많이 함유된 식품은 향신료와 허브류지만, 모든 요리에 바질이나 강황을 사용할 수는 없는 노릇입니다. 칼로리와 균형을 생각한다면 **베리류나 커피, 녹차 등으로 폴리페놀의 총량을 높이면서 토마토나 비트 같은 적자색 채소를 늘리는 것이 현실적이겠지요.**

그런데 여기서 어려운 문제는 '하루에 폴리페놀을 어느 정도 섭취해야 하는가?'입니다. 폴리페놀에 대해서는 아직 연구가 활발히 진행되지 않아 섭취량에 대한 명확한 가이드라인이 없습니다. 현재로써는 관찰 연구 등을 통해 최적량을 추측할 수밖에 없어요.

현시점에서 가장 참고할 만한 자료는 2019년 호주 에디스코완대학교가 56,048명을 23년 동안 추적한 조사입니다[31]. 조사 결과는 다음과 같습니다.

클로브(정향)	스튜나 카레 등에 사용되는 향신료. 많은 식품 중에서도 폴리페놀양이 최고 수준(100g당 15,188mg)이다.
페퍼민트	폴리페놀은 100g당 11,960mg 함유. 항염증 작용도 뛰어난 우수한 허브다.
그 밖의 허브와 향신료 전반	클로브나 민트 외에도 상위에는 허브와 향신료가 다수 포함된다. 그중에서도 팔각, 오레가노, 세이지, 샐러리 시드, 타임, 바질, 로즈마리, 생강 등에 폴리페놀이 풍부하다.
코코아 파우더	100g당 폴리페놀양은 전체에서 4위(3,448mg)다. 코코아에 함유된 카카오 폴리페놀은 혈관 개선 작용 등도 있음이 확인된다.
베리류 전반	과일 중에서도 가장 우수한 것은 베리류다. 특히 블랙초크베리, 블랙엘더베리, 블루베리 세 가지에는 100g당 836~1,756mg의 안토시아닌이 들어 있다. 껍질 색이 짙은 품종일수록 폴리페놀이 풍부하다.
그 외 빨간색과 보라색 과일 전반	자두, 비트, 체리, 포도, 사과 등 붉은 빛이나 보랏빛을 띠는 과일에 폴리페놀이 풍부하다.
견과류 전반	견과류도 전반적으로 폴리페놀이 풍부하다. 그중에서도 밤, 헤이즐넛, 피칸, 아몬드 등에 많이 들어 있다(100g당 187~1,215mg).
차 · 커피	음료 중에서는 커피, 홍차, 녹차 순으로 폴리페놀이 많다. 커피의 폴리페놀은 녹차의 2배(100mℓ당 214mg).

- 폴리페놀을 섭취하면 암이나 심장병으로 사망할 위험이 약 10~20% 감소한다.
- 폴리페놀은 최대 1일 500mg 내외로 섭취한다.

폴리페놀 1일 500mg은 블루베리 100~150g, 녹차 1잔, 사과 1개, 오렌지 1개분에 해당합니다. 이 정도 양이라면 어렵지 않게 달성할 수 있겠지요. 매일 적극적으로 섭취하기 바랍니다.

레벨 2 황 함유 화합물 섭취량 늘리기

AMPK를 자극하는 데 '황 함유 화합물'의 섭취를 늘리는 것도 한 방법입니다. 황 함유 화합물은 폴리페놀과 마찬가지로 식물이 외부로부터 자신을 보호하기 위해 만들어낸 성분으로 우리 체내에서 가벼운 독으로 작용합니다. **설포라판, 이소티오시아네이트, 알리신 등이 대표적이며 강한 맛과 향을 내는 성분이 많다는 특징이 있습니다.** 유채과처럼 쓴맛이 강한 채소나 감면 코를 찌르는 냄새를 풍기는 채소 등에 황 함유 화합물이 함유된 것이 많으며 AMPK가 활성화되기 쉬운 경향이 있습니다. 그중에서도 효과가 높은 식품을 살펴볼게요.

생강, 마늘, 브로콜리에서 황 함유 화합물을 얻는다

• 생강

진저롤과 쇼가올 같은 항산화 성분이 들어 있으며 여러 실험험에서 안티에이징 효과가 확인되고 있습니다. 주요 효능으로는 **체중 감량**[32], **콜레스테롤 개선**[33], **체내 염증 수치 완화**[34] 등이 있습니다. 모두 정확도가 높은 메타 분석을 통해 그 효과가 증명되고 있으므로 뛰어난 기능성은 의심할 여지가 없습니다. 하루 0.5g 섭취를 목표로 해주세요.

단, 생(生)생강은 유효 성분이 줄어들기 쉬워서 바로 먹지 않으면 효능이 소실된다는 단점이 있어요. 생강을 생으로 챙겨 먹기 번거롭다면 시중에 **판매되는 생강 파우더**를 이용해 보세요.

복수의 메타 분석에 따르면 하루에 생강 파우더를 1~3g, 또는 생강 추출액을 50mg씩 대략 12주 동안 섭취하면 안티에이징 효과를 얻을 수 있다고 합니다.

• 마늘

생강과 마찬가지로 양질의 데이터가 많이 보고된 식품입니다. 주요 효능으로는 **대장암 발병률 감소**[35], **고혈압 개선**[36], **당 대사 개선**[37] 등이 있습니다. 앞서 언급한 알리신이라는 냄새 성

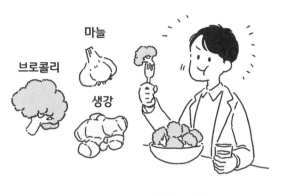

맛이 강한 채소에 함유된 황 함유 화합물은
AMPK를 자극한다.

분에 AMPK 활성 작용이 있으며, 마찬가지로 복수의 메타 분석
에서 긍정적인 결과가 보고되고 있습니다. 대다수 실험에서는
3,600~5,400mcg의 알리신을 사용했으므로 안티에이징 효과를
얻으려면 1일 4g의 마늘을 섭취하시면 좋습니다(1작은술 정도).
조리하기가 귀찮다면 갈릭 파우더를 사용해도 괜찮습니다.

  그 밖에도 양파, 파, 부추 등 부추속 채소는 모두 알리신을 함
유한 우수한 식품입니다. 마늘을 주재료로 사용하되 계절에 따
라 다른 식품의 섭취도 늘려 보세요.

- 브로콜리

  브로콜리에 함유된 설포라판이라는 쓴맛 성분이 AMPK 활성을 강화하므로 적극적으로 섭취하면 좋습니다. **항암 효과가 입증된 실험 데이터도 여럿 있으며, 폐암**[38], **유방암**[39], **대장의 악성 종양**[40] **등에 예방 효과가 검증된 메타 분석도 많습니다.**

  이외에도 브로콜리만큼 데이터가 충분치는 않지만 **배추, 양배추, 무, 고추냉이, 케일, 소송채 같은 배추과 채소도 AMPK를 활성화하는 우수한 식품이에요.** 약 9만 명의 일본인을 17년간 추적한 대규모 조사에서도 **배추과 채소를 자주 섭취한 사람은 심장 질환이나 암에 의한 사망 위험이 14% 감소**하는 등 더욱 긍정적인 평가를 받는 추세입니다[41].

  배추과 채소를 섭취할 때는 조리법에 신경을 써야 합니다. 설포라판은 열에 약해서 프라이팬에 살짝 볶는 것만으로도 그 양이 확 줄어 버립니다. 양배추나 소송채라면 모를까 브로콜리를 날로 먹기에는 거부감이 들 수 있겠지만, 잘게 썰면 의외로 먹을 만합니다. **맛없어서 아예 못 먹겠다 싶은 정도만 아니라면 생식을 즐겨 보길 바랍니다.**

  황 함유 화합물이 풍부한 식품은 이 정도예요. 어떤 채소를 먹어야 할지 고민하는 게 번거롭다면 '**쓴맛이 강한 식품을 1일 1**

제품 먹는다'라는 생각으로도 충분합니다. 채소의 쓴맛은 식물이 만들어낸 방어 기제이자 우리 몸에 적당한 고통을 준다는 신호이기도 하기 때문이지요.

레벨3 90분 단식

레벨 3부터는 단식으로 고통을 늘려 AMPK를 더욱 활성화해 보겠습니다.

불로장수 건강법 12   식사 시간을 앞뒤로 90분만 조절한다

가장 먼저 소개할 단식법은 '90분 단식'입니다. 방법은 간단해요[42].

❶ 아침 식사를 평소보다 90분만 늦춘다.
❷ 저녁 식사를 평소보다 90분만 당긴다.

평소 아침 식사 시간이 7시라면 8시 30분으로 늦추고, 평소 저녁 식사 시간이 20시라면 18시 30분으로 당기기만 하면 돼요.

01 고통 순화력

02 운동

03 독과 단식

04 멘탈

05 영양

06 수면

07 피부

08 탈 세뇌

09 노느멀

일반적인 단식의 이미지와는 거리가 멀지만 이 방법만으로도 충분한 효과를 기대할 수 있습니다.

연구 사례로는 영국 서리대학교의 실험이 유명합니다. 연구 팀은 건강한 참가자를 대상으로 90분 단식을 실시하게 하고 식사나 운동에 대해서는 별다른 요구사항 없이 10주 동안 경과를 관찰했습니다[43]. 그러자 90분 단식을 행한 그룹의 약 60%가 평소보다 '식사량이 줄었다'고 답했으며, **평소 시간대로 식사를 한 그룹과 비교했을 때 체지방이 2배나 큰 감소 폭을 보였습니다.**

소규모 실험이기에 추가 실험이 필요하겠지만, 식사 시간을 앞뒤로 90분씩 조절하기만 하면 되므로 첫 단식법으로는 최고일 거예요. 단식 경험이 없는 사람은 우선 이 방법부터 실천해 보기 바랍니다.

식사 시간을 앞뒤로 90분 조절하는 예 (90분 단식)		
아침 식사	점심 식사	저녁 식사
7:00	12:00	20:00
8:30	12:00	18:30

식사 시간을 조절해 저녁 식사부터 다음 날 아침 식사까지 공복 시간을 늘린다.

01 고통수학목

02 운동

03 독과단식

04 멘탈

05 영양

06 수면

07 피부

08 탈세뇌

09 모드멀

레벨 4   TRF

'TRF'는 스페인 바르셀로나자치대학교가 개발한 기술로 **'특정 시간에 식사를 제한하는 방법(Time-Restricted Feeding)'**의 머리글자를 딴 것입니다[44].

불로장수 건강법 13   이른 시간 안에 식사를 한정한다

우선 구체적으로 어떻게 하는지 살펴볼게요.

❶ 6:30 ~ 8:30 사이에 아침을 먹는다.

❷ 아침 식사를 하고 6시간 안에(12:30~14:30) 저녁 식사를 끝낸다(점심은 건너뛰고 1일 2식 한다).

❸ 저녁 식사를 끝내고 다음 날 6:30 ~ 8:30 전까지는 아무것도 먹지 않는다.

1일 단식 시간이 대략 18시간으로, 이 사이클을 매일 반복하는 것이 TRF의 기본이에요.

TRF 검증 테스트 결과 **이 식사법을 5주 동안 지속한 피실험자는 인슐린 감수성과 혈압이 크게 개선되었고 오후부터는 식욕도 저하되**

었으며 신체 산화 속도도 크게 줄었습니다. 18시간의 단식이 가져온 효과는 다른 데이터에서도 확인되고 있습니다. 우선 5주 정도 실천한 다음 긍정적인 변화가 나타나는지 확인해 보기 바랍니다.

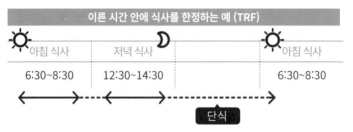

이른 시간 안에 식사를 한정하는 예 (TRF)		

18시간의 공복 시간을 갖는다.

불로장수 건강법 14 **아침 식사만 거른다**

사람에 따라서는 이른 시간에 식사를 마치기 어려운 상황도 있을 거예요. 회식이 잦은 직장인이 오후 2시 반에 저녁 식사를 끝내기란 어렵지 않을까요?

이런 경우는 이른 시간에 저녁 식사를 끝낼 것이 아니라, 아침 식사를 거르는 유형의 단식법을 적용해도 괜찮아요. 구체적인 방식은 이렇습니다.

❶ 아침 식사를 거르고 정오가 지나서부터 평소대로 식사를 한다.

❷ 20시까지 저녁 식사를 끝낸다.

이 방식은 앞서 언급한 미국 국립노화연구소가 장려하는 단식법으로 평균 16~18시간의 공복 시간을 갖는 것이 기본입니다. 만약 20시까지 저녁 식사를 끝낼 수 없다면 마지막 식사에 맞춰 점심 식사 시간을 조절합니다.

예를 들어 회식이 23시에 끝났다면 다음 날 점심 식사는 15시부터 하고, 새벽 2시에 가벼운 식사를 했다면 그날 18시까지는 아무것도 먹지 않는 식이지요. **어쨌든 일정한 공복 시간을 만들어 간에 축적된 에너지를 다 사용하도록 만드는 것이 중요해요.**

공복 시간에는 물, 차, 블랙커피 외에는 아무것도 입에 대지 않아야 합니다. 0kcal 표기가 있는 건강식품이나 보충제 등도 안 돼요.

초기에는 심한 공복감이나 짜증이 밀려올지 모르지만, 다수의 실험 결과 대략 2주 정도가 지나면 고통이 완화되기 시작해 한 달이면 완전히 적응하는 사례가 많았습니다. 제 개인적인 경험으로는 **10일 전후로 몸이 적응하기 시작해 3주가 지난 무렵부터는 머리가 맑아지는 기분이 들었던 기억이 납니다.** 우선 2주 정도의 기간을 목표로 잡고 실험해 보기 바랍니다.

01 고통수확부

02 운동

03 독과단식

04 멘탈

05 영양

06 수면

07 피부

08 탈모 세나

09 로드맵

레벨 5 간헐적 단식

'간헐적 단식'은 올림픽 트레이닝 센터가 권장하는 방식으로 연구팀은 다음과 같이 언급했습니다 [45].

'간헐적 단식을 실천한 사람은 근육량을 거의 잃지 않고도 체지방량을 크게 줄일 수 있다. 게다가 운동 능력까지 향상된다.'

믿기 힘들 정도로 긍정적인 효과를 말하는 듯하지만, 실제로 6주 동안 간헐적 단식 실험에 참여한 사람을 살펴보면 체지방이 15.1%로 크게 준 것에 반해, 근육은 2.91%밖에 감소하지 않았습니다. 특히 복부와 허벅지에 대한 효과가 컸으며 각각 체지방이 17.4%, 10.4%씩 감소했습니다. 실험 수준이 높다고 할 수 없는 것이 단점이지만, 실천해 볼 가치는 있습니다.

불로장수 건강법 15 주 3일 식사를 유지 칼로리보다 적게 제한한다

간헐적 단식은 다음 가이드라인에 따라 실시합니다.

❶ 단식하는 날은 1일 '유지 칼로리'에서 30~40%를 제한 칼로리만큼 식사를 한다.

❷ 단식은 하루걸러 일주일에 3일 실시하고, 나머지 4일은

칼로리를 신경 쓰지 않고 자유롭게 먹는다.

❸ 단식하는 날은 적어도 체중 1kg당 1g의 단백질을 섭취한다.

❶의 **유지 칼로리**란 현재 체중을 유지하기 위해 필요한 에너지양을 말합니다. 섭취 칼로리와 소비 칼로리가 균형을 이루고 있어 그 이상으로 체중이 늘거나 줄지 않는 수준을 의미해요. 간단한 계산 방법은 다음 쪽에 제시해 두었습니다.

상당히 대략적인 지표지만, 전문 피트니스 지도에도 사용되는 방법이며 하루에 필요한 칼로리를 파악하는 데 충분히 도움이 됩니다. 유지 칼로리를 계산했다면 이어서 간헐적 단식에 필요한 칼로리를 산출해 볼게요.

유지 칼로리가 2,046kcal인 사람이라면 여기서 30~40%를 뺀 1일 섭취 칼로리의 기준은 1,227~1,432kcal가 됩니다. 그런 다

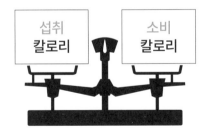

이것이 유지 칼로리

01 고통수확부
02 운동
03 독과 단식
04 멘탈
05 영양
06 수면
07 피부
08 탈모 세뇌
09 모드별

음 이 수치에 맞춘 식사를 일주일에 3일 동안 하면 끝입니다. 식사하는 시간대는 신경 쓰지 않아도 괜찮아요.

　참고로 식사 칼로리 계산은 'My fitness Pal'이나 'YAZIO' 등의 칼로리 계산 어플을 사용하면 좋습니다. 섭취한 음식 메뉴나 재료를 입력하면 대략적인 칼로리를 표시해 주므로 단식하는 날에는 꼭 활용해 보길 바랍니다.

유지 칼로리 계산식

1

기초 소비 칼로리 계산

자신의 체중(kg)에 22를 곱해 기초 소비 칼로리를 산출한다. 예를 들어 체중이 62kg인 사람이라면 '62×22=1,364kcal'가 기초 소비 칼로리가 된다.

활동량을 곱한다

1에서 산출한 기초 소비 칼로리에 활동량 가이드라인 수치를 곱한다.

2

• 주로 책상 업무를 하며 하루 운동량이 15분 이하다. = **1.2**
• 주 1~2시간 근력 운동이나 유산소 운동을 한다. = **1.35**
• 주 3~5시간 근력 운동이나 유산소 운동을 한다. = **1.5**
• 주 6~7시간 근력 운동이나 유산소 운동을 한다. = **1.65**
• 주 7시간 이상 근육 트레이닝이나 유산소 운동을 한다. = **1.75**

이 가이드라인에서 말하는 '유산소 운동'에는 워킹, 러닝, 자전거, 수영, 요가 등이 포함된다. 체중 62kg인 사람이 주 4시간 러닝을 한다면 '1,364kcal×1.5=2,046kcal'라는 계산이 나온다. 마지막에 산출된 수치가 유지 칼로리다.

01 고통수확부

02 운동

03 투과단식

04 멘탈

05 영양

06 수면

07 피부

08 탈 샐러드

09 모드모임

레벨 6 단식 모방 식사

'단식 모방 식사(Fasting Mimicking Diet)'는 한 달 동안 5일만 철저히 칼로리를 제한하는 방법으로 미국 서던캘리포니아대학교의 연구팀이 정기적으로 그 효과를 검증하고 있습니다[46, 47]. 우선 기본적인 방법부터 살펴보겠습니다.

불로장수 건강법 16 한 달에 5일만 철저히 칼로리를 줄인다

❶ 단식하는 날을 정한다(예 : 매월 둘째 주에 5일간 한다).

❷ 단식 1일째는 1,090kcal까지 식사량을 줄인다. 3대 영양소 밸런스는 단백질 11%, 지방 46%, 탄수화물 43%를 목표로 한다.

❸ 2~5일째는 1일 725kcal까지 식사량을 줄인다. 3대 영양소 밸런스는 단백질 9%, 지방 44%, 탄수화물 47%를 목표로 한다.

여기서 제시하는 3대 영양소의 밸런스는 대략적인 것이므로 정확히 지키지 않아도 됩니다. 그리고 사람에 따라서는 단백질을 늘려야 허기를 덜 느끼는 경우도 있습니다. 저의 경험으로는

다음과 같은 밸런스가 가장 공복감이 덜하고 체지방도 쉽게 줄었습니다.

- 1일째 → 1,100kcal까지 식사량을 줄이고 단백질 30%, 지방 30%, 탄수화물 40%의 비율로 맞춘다.
- 2~5일째 → 600kcal까지 식사량을 줄이고 단백질 25%, 지방 45%, 탄수화물 30%의 비율로 맞춘다.

일단 단백질은 10%부터 시작해서 공복 상태가 괴롭지 않으면 5%씩 늘려가는 게 좋습니다. 몇 번 해 보면서 자신에게 적당한 밸런스를 찾아보세요.

여기서 주의해야 할 것은 **지방을 지나치게 줄여서는 안 된다는** 점이에요. 지방은 필수 영양소이기 때문에 부족하면 호르몬의 균형이 깨져 피부 트러블이 생기는 원인이 됩니다.

지방의 최소 섭취량은 **체중 1kg당 0.5g입니다. 다시 말해, 체중 60kg인 사람은 '60×0.5'가 되므로 1일 30g의 지방을 반드시 섭취해야 합니다.** 지방은 1g당 9kcal이므로 체중이 60kg인 사람이 1일 600kcal만 섭취한다고 치면 그 속에 지방은 270kcal를 차지합니다. 즉 45%라는 계산이 성립하지요.

- 체중 60kg × 0.5g × 9kcal ÷ 600kcal = 0.45(45%)

지방의 비율이 정해졌으면 이 수치를 기준으로 단백질과 탄수화물의 밸런스를 정하면 됩니다. 앞선 예로는 지방의 최소 섭취량이 45%를 넘어야 하므로 '단백질은 1일 10%로 하겠다'라고 정하면 결론적으로 '지방 45%, 단백질 10%, 탄수화물 45%'의 밸런스로 자리 잡습니다. 단백질과 탄수화물은 모두 1g당 4kcal이므로 다음과 같은 계산으로 최종 섭취량이 산출되지요.

- 단백질 → 600kcal × 10% ÷ 4kcal = 15g
- 탄수화물 → 600kcal × 45% ÷ 4kcal = 67.5g

계산이 복잡하다는 게 난점이지만, **서던캘리포니아대학교의 실험에 따르면 3개월 동안 단식 모방 식사를 한 피실험자는 체중이 평균 3kg 줄고, 최고혈압이 5mmHg 내려갔으며, 체내 염증 수치도 크게 낮아지고 기억력까지 좋아졌습니다.** 90일 동안 15일만 칼로리를 줄인 것치고는 엄청난 효과라고 할 수 있겠지요.

처음 며칠은 공복 상태가 괴롭겠지만, 대개 3일째부터 기분이 상쾌해지고 식욕을 느끼지 않게 된다는 사람이 많았습니다. 우선 3개월만 꾸준히 실천해 보세요.

01 고통순환부
02 운동
03 독과 단식
04 메탈
05 영양
06 수면
07 피부
08 털세트
09 프로그램

레벨7 매일 바뀌는 단식

'매일 바뀌는 단식'은 이름처럼 **일반 식사와 단식을 하루씩 번갈아 반복하는 방법**입니다.

불로장수 건강법 17 하루걸러 단식을 반복한다

'월요일은 보통의 식사 → 화요일은 아무것도 먹지 않는 완전한 단식 → 수요일은 다시 보통의 식사 → 목요일은 단식……' 이런 식으로 아무것도 먹지 않는 날을 하루씩 걸러 계획하는 것이 기본 사이클이에요.

전반적으로 단식에 관한 연구는 아직 역사가 깊지 않지만, 매일 바뀌는 단식은 양질의 데이터가 많으며 최근에도 여러 성과가 보고되었다는 것이 강점입니다[48]. 일례로 오스트리아 그라츠대학교의 2018년 실험을 살펴볼게요[49]. 연구팀은 표준 체형의 남녀에게 4주 동안 매일 바뀌는 단식을 지시하고, 혈압과 체내 산화 정도를 조사했습니다. 실험에서 사용된 단식의 가이드라인은 다음과 같아요.

❶ 식사하는 날은 칼로리를 신경 쓰지 않고 좋아하는 음식을

마음껏 먹는다.

❷ 단식할 때는 36시간의 공복 시간을 갖는다.

❸ 단식 중에 먹어도 되는 것은 물, 탄산수, 블랙커피, 녹차뿐
이다.

36시간의 공복 상태를 가져야 하므로 가령 월요일 20시까지
식사를 끝낸 경우라면 다음 날인 화요일은 온종일 완전한 단식,
그리고 수요일은 8시부터 다시 좋아하는 음식을 먹기 시작해
20시까지 마지막 식사를 끝내고 다시 다음 날인 목요일 하루는
꼬박 단식이라는 일정이 됩니다.

이런 식으로 매일 바뀌는 단식을 4주간 실시한 남녀에게 다
음과 같은 변화가 확인되었습니다.

- 일주일당 칼로리 섭취량이 37.4% 감소. 참고로 평소대로 식사
  를 계속한 그룹은 8.2% 감소.
- 체중 3.5kg 감소, 그중 체지방이 2.11kg 감소.
- 최고혈압 3.37% 개선.

대부분의 단식 실험은 과체중인 사람을 피실험자로 삼지만, 이 실
험에서는 표준 체형의 건강한 남녀만을 대상으로 했습니다. 그런데

01 고통＆회복

02 운동

03 독과 단식

04 멘탈

05 영양

06 수면

07 피부

08 탈·세뇌

09 로드맵

도 4주 만에 이 정도의 성과가 나왔다니 대단히 주목할 만한 결과라 할 수 있겠지요.

36시간의 단식에 적응하기까지는 힘이 좀 들겠지만 대략 3~4일만 지나면 식욕이 사라지고 집중력이 높아지며 피부가 좋아지는 효과를 실감하는 사례가 적지 않았습니다. 우선 2~4주 정도만 해 보고, 무리가 안 된다고 판단되면 이어서 해 보세요.

AMPK 식사법 옵션

요 몇 년간 일부 보충제에 AMPK의 활성 작용 효과가 있다고 알려져 왔습니다[50]. 물론 폴리페놀은 식사로 섭취하는 것이 가장 이상적이고, AMPK 활성에 공복보다 더 좋은 방법은 없지만 보충제를 옵션으로 사용한다면 조금 더 효과를 얻을 수 있습니다. 그럼 AMPK 활성에 도움이 되는 보충제를 살펴봅시다.

불로장수 건강법 18 보충제로 커큐민을 섭취한다

커큐민은 강황에 들어 있는 성분으로 AMPK를 활성화시킨다는 보고가 있습니다[51]. 데이터 수도 많은 데다 작용의 밸런스와 안정성이 뛰어나 보충제로는 1위 후보로 꼽힙니다[52, 53].

하지만 커큐민은 몸에 잘 흡수되지 않는 성질 탓에 대부분 몸 밖으로 배출돼 이용하기가 까다롭습니다[54]. 그런 이유로 커큐민 보충제의 효과를 부정하는 전문가도 적지 않지만, 다행히 최근에 체내 흡수율을 높인 버전이 개발되었습니다. 보충제를 고를 때는 성분 표시란에 다음 쪽 표에서 설명하는 내용이 있는지 유심히 살펴보세요.

그중에서도 가격과 기능 면에서 볼 때 가장 밸런스가 좋은 것

01 고통수화물

02 운동

03 특과단식

04 멘탈

05 염증

06 수면

07 피부

08 탈세뇌

09 로드맵

은 **피페린계입니다.** 테스트에서는 보통 1일 80~200mg을 사용하므로 우선 이 정도 양부터 시작해 보기 바랍니다.

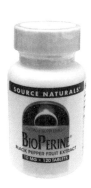

커큐민 보충제를 고를 때 확인해야 할 성분 표시	
피페린계	후추의 매운맛 성분인 피페린과 조합한 버전으로 미가공 커큐민에 비해 혈중 이행률이 20배 높다[55]. '바이오페린'이 대표적이다.
나노계	커큐민 분자를 잘게 쪼갠 것으로 미가공 커큐민보다 흡수율이 27배 높다고 보고된다[56]. '테라큐민' 제품이 유명하다.
오일계	오일계는 아직 연구 사례가 많진 않지만, 미가공 커큐민보다 약 6~7배 흡수율이 높다고 보고된다[57]. 성분표에 'BCM-95' 표기가 있으면 OK.
파이토솜계	식물에서 추출한 레시틴과 커큐민을 조합한 유형으로, 미가공 커큐민에 비해 약 29배 높은 흡수율을 자랑한다[58]. 이 기술을 사용한 보충제는 성분표에 'Phytosome'이라고 적혀 있다.

01 고통수화부

02 운동

03 독과단식

04 멘탈

05 영양

06 수면

07 피부

08 탈세뇌

09 도스밍

불로장수 건강법 19 포도를 껍질째 먹어 레스베라트롤을 섭취한다

레스베라트롤은 포도 껍질에 함유된 폴리페놀의 일종으로 과학계에서 찬반 논란이 많은 성분입니다. 과거에는 세계적으로 '장수 유전자를 활성화하는 꿈의 성분'이라고 떠들썩했다가, 몇 년 후에는 연구 부정행위가 밝혀져 평가가 땅에 떨어지기도 하는 등 세간의 입에 오르내렸지요.

하지만 2010년대에 들어서부터는 양질의 실험이 진행되고 중국 남방의과대학교에서 21개의 선행 논문을 메타 분석한 결과 **1일 300mg 이상의 레스베라트롤을 섭취할 경우 총콜레스테롤과 혈압 수치의 개선을 기대할 수 있음을 밝혔습니다** [59]. 극적인 수치 변화까지는 아니지만 심장 질환의 발병 위험을 줄이는 작용은 어느 정도 있는 듯합니다.

다만 현시점에서의 레스베라트롤 연구는 대부분 과체중 피실험자를 대상으로 한 것이므로 표준 체형인 사람에서도 비슷한 효과를 얻을 수 있는지는 향후 연구를 기다려 보는 수밖에 없습니다.

04

멘탈

늙는 스트레스와
젊어지는 스트레스를
구분한다

요법 3 노출 ▶ 피부. 외모. 스트레스 내성

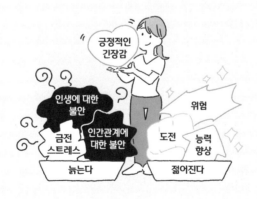

지금까지 식사와 운동을 통해 우리 몸에 고통을 줬다면 이번에는 멘탈을 자극할 차례입니다. 육체와 마찬가지로 정신에 스트레스를 주는 단계를 진행할 거예요.

정신에 스트레스를 준다고 하니 뭔가 저항감이 들지도 모르겠습니다. '스트레스 사회'라고 불리는 요즘 시대에 지금보다 강한 정신적 부하를 감당하고 싶지 않다고 느끼는 건 자연스러운 현상일 거예요. 업무로 녹초가 돼버렸다면 대부분은 그저 쉬고 싶은 마음이 크겠지요.

그래서 우선 짚고 넘어가야 할 점이 있습니다. 바로 정신적 부하에는 **'늙는 스트레스'와 '젊어지는 스트레스' 두 종류가 있다는 점입니다.**

늙는 스트레스 : 인간관계나 삶에 대한 불안 등이 머릿속에서 끊임없이 되풀이되는 만성적인 정신적 부하.
젊어지는 스트레스 : 어떤 목표를 향해 노력할 때 맛보는 정신적 긴장감.

먼저 '늙는 스트레스'는 늘 우리의 마음에 따라다니는 불안이나 분노 등의 감정을 의미합니다. 싫어하는 상사와 얼굴을 마주쳐야 한다거나, 직장이 불안정해서 장래가 보이지 않는다거나,

01 고통과 회복
02 운동
03 독과 단식
04 멘탈
05 영양
06 수면
07 피부
08 탈세뇌
09 모드셀

즐거울 게 하나도 없는 나날을 보낸다거나 할 때 칠흑같이 어두운 마음이 엄습해오는 유형의 정신적 고통이라고 할 수 있어요. 이 같은 **만성 스트레스는 우리 마음을 들볶으며 젊음을 조금씩 앗아갑니다.**

벨기에의 루뱅가톨릭대학교 등이 10년에 걸쳐 남녀 200명을 조사한 연구에 따르면, 일상에서 스트레스를 많이 받는 사람은 겉모습도 늙어 보이는 경향이 있었으며 그중에서도 '금전적 스트레스'가 큰 악영향을 미쳤습니다 [60]. 대출금 상환이나 저임금으로 고민하는 사람일수록 실제 나이보다 노화된 인상을 주기 쉽다는 것이죠.

스트레스가 노화를 부르는 메커니즘은 복잡하지만, 가장 크게 영향을 미치는 것은 호르몬 밸런스의 변화라고 말할 수 있습니다. 멘탈의 악화는 코르티솔이라는 호르몬의 양을 늘리고, 이것이 계기가 되어 뇌는 신경 펩타이드의 일종인 P 물질(substance P)을 방출합니다. 이 물질은 체내에 염증을 일으키는 작용이 있어 뭉근한 불로 끓이듯이 피부와 장기를 서서히 공격합니다. 이윽고 온몸의 기능이 저하되어 고혈압, 비만, 알레르기 등의 위험을 높입니다. 젊고 생기 있는 외모를 유지하기 위해서라도 만성 스트레스를 조심해야 하는 것이죠.

능력이 향상되면
'상쾌한 스트레스'가 따른다

다른 한 종류인 **'젊어지는 스트레스'는 자신에게 도움이 되는 목표를 위해 에너지를 쏟을 때 맛보는 정신적 불쾌감을 뜻해요.** 마라톤 완주, 다이어트, 장수, 새로운 사업 등 본인이 중요하다고 생각하는 것이라면 목표는 무엇이든 상관없습니다. **이런 유형의 스트레스는 우리 뇌에 적당한 자극을 주어 호르메시스 효과를 발동시킵니다.**

여기서 '즐겁기만 해서는 안 되는 걸까?' 하고 생각하는 사람도 있겠지요. 모처럼 좋아하는 목표를 향해 에너지를 쏟는 것이니 오로지 즐기면서 하고 싶다는 마음도 무리는 아니지요.

하지만 안타깝게도 이런 사고방식으로는 애당초 목표를 달성할 수 없습니다. 인간의 뇌는 본래 목표를 추구하는 자에게 불쾌감을 주도록 설계되어 있기 때문이에요.

PART 1에서도 등장한 심리학자 안데르스 에릭슨은 스포츠나 음악 분야에서 성과를 거둔 일류 플레이어를 대상으로 조사를 실시한 다음 이렇게 결론지었습니다.

'능력을 높이려면 쾌적한 환경에서 벗어나야 한다. 잘하는 곡만 연주해서는 연습이 되지 않고, 이미 익숙한 기술로만 프로그램을 짜면 스킬은 개선되지 않는다. **능력을 향상시키기 위해서는 최대한의 노력이 필요하며, 심한 불쾌감을 맛보게 된다.'**

48쪽에서도 설명했듯이 인류의 몸과 마음은 가급적 에너지를 아끼도록 진화해 왔지요. 일단 생존에 필요한 스킬을 몸에 익히고 나면 그 상태를 유지하는 편이 칼로리 소모를 막을 수 있고 살아남을 확률도 높일 수 있었기 때문입니다. 새로운 스킬의 획득은 주위 상황이 바뀌었을 때 다시 생각하면 그만이었습니다.

그 때문에 인간의 뇌는 새로운 목표를 추구할 때는 반드시 고통이 수반되는 메커니즘이 갖춰졌습니다. '이대로 그냥 있는 편이 좋아.' 하는 메시지를 심신에 보내 현상 유지를 종용하는 시스템입니다.

요약하면 진정한 능력 향상과 고통은 언제나 한 세트라는 것입니다. 이를테면 새로운 수학 공식을 익힐 때, 낯선 연주 테크닉을 연습할 때, 새로운 사업 아이디어를 구상할 때 어떤 불쾌감도 들지 않는다면 그것은 뇌가 현상 유지 쪽으로 가고 있다는 신호라고 판단할 수 있습니다.

01 고통 수화부

02 운동

03 독과 단식

04 명상

05 영양

06 수면

07 피부

08 타입 세포

09 코드립

나이를 초월해 젊음을 유지하는 '슈퍼에이저'의 비밀

심신의 젊음과 정신적 고통의 관계는 슈퍼에이저의 연구에서
도 분명하게 나타났습니다. '슈퍼에이저(Super Agers)'란 젊은 사
람과 맞먹는 뇌와 육체를 유지하는 고령자를 말하며, 80대임에도 중
장년층보다 뇌의 크기가 크거나, 90대에 이르러서도 실제 나이보다
스무 살은 젊어 보이는 등 놀라운 사례들이 여럿 보고된 바 있습니다
[61, 62].

미국 노스이스턴대학교의 리사 펠드먼 바렛(Lisa Feldman
Barrett) 박사는 뇌와 생활 방식을 조사한 연구에서 **슈퍼에이저들
의 뇌는 대뇌 피질뿐만 아니라 전측 대상회 피질과 뇌섬엽도 발달했
음을 확인했습니다**[63].

이러한 뇌 영역은 뇌
속에서 정보를 주고받는
중심 터널 역할을 하지
만, 흥미롭게도 활동량이
늘어날 때마다 피로, 좌
절감, 짜증 등의 부정적
감정을 발생시키는 특징

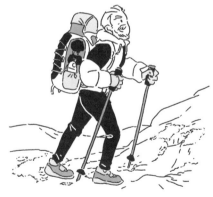

슈퍼에이저는 '고통'을 피하지 않는다.

이 있습니다. 즉 **수많은 슈퍼에이저는 일상적으로 어떤 어려운 활동 해 몰두해 불쾌감을 맛보면서 뇌를 성장시키고 있었던 셈입니다.**

그들이 겪는 '불쾌감'의 내용은 다양합니다. 어떤 이는 새로운 스포츠를 시작하는가 하면, 또 어떤 이는 80세부터 어학 공부를 시작하기도 했습니다. 또한 그중에는 90세에 킬리만자로 등반을 목표로 삼는 이도 있었습니다.

이 데이터를 바탕으로 바렛 박사는 **슈퍼에이저처럼 젊은 심신을 유지하려면 '정기적으로 고통을 맛볼 수밖에 없다.'라고 단언했습니다.**

노출로
뇌를 불쾌하게 만든다

노출 요법은 우리의 뇌에 고통을 주는 데 도움이 됩니다. 원래 행동 치료 분야에서 불안장애나 외상 후 스트레스 장애 치료에 성과를 거두었던 방법을 안티에이징에 응용한 것입니다[64].

'노출'의 핵심을 한마디로 정리하면 '어느 정도 견딜 수 있는 수준의 불쾌감에 몸을 노출시킨다.'라고 말할 수 있습니다.

예를 들어 어떤 사람이 더 많은 친구를 사귀고 싶은데 남에게 말을 붙이는 게 서툴다고 가정해 볼게요. 노출에서는 이런 상황을 해결하기 위해 일단 당사자가 아슬아슬하게 견딜 수 있을 정도의 '리스크'를 설정합니다.

- 가족에게 고민을 털어놓는다.
- 규모가 큰 회식 자리에서 간단한 건배사를 해 본다.
- 믿음직한 친구에게 비밀을 이야기한다.

처음 보는 사람과 대화하는 것만큼 불안하지 않으면서 가볍게 마음이 울렁거리는 수준의 행동을 정해 작은 것부터 도전해 나가는 거예요. 과제의 난이도는 개인의 주관에 따라 다르므로 어떤 사람에게는 길에서 낯선 사람에게 말을 걸거나 취미 모임에서 발표를 하는 식의 행동이 어렵지 않을 수도 있습니다. 자신에게 부하가 조금 더 높은 행동을 택하는 것이 노출의 첫 번째 포인트입니다.

다른 요법들은 기본을 탄탄히 다지고 나서 실행에 옮기지만, 노출은 개인의 주관에 좌우되는 측면이 많아서 운동이나 식사처럼 구체적인 레벨 분류는 제공하지 않아요. 대신 지금부터 제시하는 단계를 통해 본인에게 가장 알맞은 뇌의 부하를 찾아보도록 할 거예요. 순서대로 따라 해 보세요.

1단계 : 리스크 미터 작성

'리스크 미터(Risk meter)'란 미국 스탠퍼드대학교의 공학부 등에서 사용되는 인생 개선 테크닉 중 하나입니다[65]. 인생에서 얼마만큼 위험을 감수하며, 자신에게 고통을 주는지를 판단하기 위해 사용합니다.

슈퍼에이저들이 의식적으로 안전한 곳에서 계속해서 뛰쳐나오는 것은 앞서 말한 바와 같습니다. **일부러 위험을 떠안지 않는 한 우리의 뇌는 적절한 자극을 받을 수 없어요.**

리스크 미터에서는 왼쪽과 같이 오각형의 차트를 이용해 자신이 항목별 리스크를 어느 정도 감당하고 있는지 확인해 나갑니다. '지금 나는 어느 정도의 위험을 안고 있을까?', '약간의 불안을 극복하고 새로운 행동을 할 수 있을까?'를 생각하며 각 항목에 자신의 현재 상태를 써 주세요.

'자격증 공부를 시작했으니 지적인 도전을 하고 있다'라고 생각한다면 '지적 리스크'에 높은 점수를 부여하고, '운동도 안 하고 새로운 기술도 늘리지 못하고 있다'라고 판단된다면 '신체적 리스크'에 낮은 점수를 부여합니다. 점수의 범위나 기준은 주관적으로 판단해도 괜찮아요.

덧붙여 저의 예도 언급하자면 직업상 새로운 정보를 잘 흡수해야 하므로 지적 리스크 점수를 조금 높게 준 반면, 극도로 낮

자신에게 주고 있는 고통을 측정하는 리스크 미터

새로운 스포츠에 도전한다, 악기 연주를 배운다, 기존의 스킬을 갈고닦는다 등 자신의 신체를 사용해 새로운 도전을 하고 있는가?

잘 모르는 나라의 언어를 배운다, 누군가와 아이디어를 교환한다, 낯선 과목을 공부한다 등 실수나 실패를 두려워하지 않고 지적 행위에 도전하고 있는가?

사람들 앞에서 스피치를 한다, 누군가에게 비밀을 털어놓는다, 자격시험에 도전한다 등 불안이나 공포를 불러일으킬 법한 일에 도전하고 있는가?

신체 리스크

지적 리스크

감정 리스크

경제 리스크

사교 리스크

새로운 투자를 한다, 타인을 위해 돈을 쓴다, 새로운 기술을 배우기 위해 적금을 깬다, 자신의 행복 지수를 높이기 위한 금전적인 리스크를 안고 있는가?

모르는 사람에게 말을 건다, 소식이 끊긴 친구에게 연락해 본다, 새로운 유대 관계를 맺기 위해 교우 범위를 넓힌다 등 타인과의 유대를 돈독하게 하기 위한 도전을 하고 있는가?

01 고통수확물
02 운동
03 독과 단식
04 멘탈
05 영양
06 수면
07 피부
08 탈 세뇌
09 로드맵

을 가리는 성격이라 사교 리스크에는 낮은 점수를 줬습니다. 어디까지나 자신의 감각에 따르되 정직하게 점수를 매겨 보세요.

2단계 : 하위 행동 설정

리스크 미터로 현재 자신의 상태를 파악했다면 구체적인 행동을 정해 볼게요. 리스크 미터에서 점수가 가장 낮은 항목을 골라 다음과 같이 자문해 봅시다.

- 이 항목에서 리스크를 좀 더 감수하려면 어떻게 해야 하는가?
- 나의 인생을 개선하기 위해 도움이 되는 리스크는 무엇인가?

그런 다음 생각해낸 행동을 전부 적습니다. 이를테면 자신이 감정 리스크를 감수하고 있지 않다는 것을 깨닫고, 그에 대한 대책으로 '사람들 앞에서 의견을 표현하는 데 익숙해지면 앞으로의 업무에 도움이 될 것이다.'라고 생각했다고 가정합시다. 하지만 갑자기 사람들 앞에서 발표하는 것을 목표로 삼게 되면 스트레스가 너무 크므로 좀 더 쉬운 행동부터 시작하는 것이 좋아요.

- 몇몇 전문가에게, 몇 장의 메모만을 이용해 가능한 한 즉흥적

<u>으로</u> 이야기해 본다.

- 몇몇 친구들 앞에서 스피치 연습을 해 본다.
- 십여 명의 지인 앞에서 자신 있는 주제를 이야기해 본다.
- 회사 미팅에서 동료의 의견에 코멘트를 제시해 본다.
- 친한 친구에게 스피치를 해 본다.

구체적인 행동은 최소 10개 정도 고민해 주세요. 행동 수가 늘면 늘수록 노출의 효과는 커집니다.

3단계 : 행동 순서 설정

2단계에서 정한 행동을 실천하기 쉬운 순서대로 나열해 주세요. 그런 다음 각 행동에 대해 본인이 얼마만큼 불안이나 짜증을 느끼는지 0~100%까지의 척도로 평가합니다.

0% = 전혀 불안하지 않다. 완전히 적응했다.

30% = 다소 불안하긴 하지만 되긴 된다.

50% = 괴로워서 일상적으로 실천하기는 힘들다.

70~80% = 일상생활에 지장을 줄 정도로 심각한 불안을 느낀다.

100% = 지금껏 느껴본 불안 중에 가장 최악이다.

01 고통 순화부

02 운동

03 독과 단식

04 멘탈

05 영양

06 수면

07 피부

08 틸 세라피

09 로드맵

이 수치도 주관으로 결정해도 상관없어요. 사람마다 스트레스를 느끼는 방식이 다르기 때문에 '고작 이런 일로 불안해하다니 창피해……'와 같이 마음대로 판단하지 말고 자신의 **부정적 감정에 솔직하게 점수를 매겨보길 바랍니다.**

점수를 다 매겼다면 모든 행동을 불안한 순서대로 나열해 다음 쪽과 같은 양식에 써 주세요. 가장 스트레스가 적은 행동을 맨 아래, 가장 부정적으로 느끼는 행동은 맨 위에 둡니다. 이상으로 노출의 사전 준비는 끝났습니다.

4단계 : 행동 실천

행동 순서가 완성되었다면 이제 실행에 옮길 일만 남았습니다. 맨 아래의 가장 쉬운 행동부터 시작해 그 행동을 완수하면 다음 단계로 이동합니다. **위로 올라갈수록 우리 뇌는 적당한 고통을 느끼며 호르메시스 효과가 발동되기 쉬워집니다.**

초기에는 얼떨떨하겠지만 행동을 실천에 옮기는 동안 가벼운 불안이나 짜증을 느낀다면 노출이 잘 되었다는 증거입니다. 안심하고 도전을 계속하길 바랍니다.

각각의 행동은 초기에 느낀 스트레스가 절반이 될 때까지 반복하는 것이 기본이에요. 가령 '모임에서 낯선 사람들에게 먼저 인사를 건넨다.'와 같은 스트레스 정도 40%의 행동을 실천

'사람들 앞에서 강연하기'를 실천하기 위한 행동 단계 예	
상황	불안(0~100%)
사람들 앞에서 강연한다.	100
모르는 사람들이 있는 회의에서 진행을 본다.	90
세미나나 회의를 정리해 마무리해 본다.	75
업무 회의 중에 질문이나 코멘트를 한다.	60
회식 등의 모임에서 모르는 사람과 이야기한다.	50
강연회나 세미나에 참석해 질문한다.	45
회식 등의 모임에서 모르는 사람에게 인사를 건넨다.	40
낯선 사람과 1대 1로 대화한다.	25
친구 앞에서 신문 한 구절을 읽는다.	10
아는 사람과 1대 1로 대화한다.	5

 2단계에서 정한 행동을 실천하기 어려운 순서대로 나열한다.
각 행동에 대해 불안이나 짜증을 어느 정도 느끼는지를 0~100%로 평가한다.

했을 때 자신의 주관으로 스트레스가 20%까지 떨어졌다고 느끼다면 완수한 셈이에요. 그럼 바로 다음 단계의 행동으로 넘어가세요.

마찬가지로 행동을 실천했을 때 따분함을 느낀다면 다음 단계로 넘어가세요. **'따분함'은 뇌가 적당한 부하를 받고 있지 않다는 신호입니다.** 만약 어떤 스트레스도 받지 않는다면 보다 어려운 행동에 도전해 보세요.

반대로 스트레스가 지나쳐서 행동을 완수하지 못했다면 이번에는 뇌가 받는 부하가 너무 강한 건지도 모릅니다. 그럴 때는 난도가 5~10% 낮은 도전을 고민해 보면서 행동의 수준을 조금만 낮춰 주세요.

5단계 : 노출 일기

자신의 뇌가 얼마나 자극되고 있는지 판단하려면 노출의 진행 과정을 눈에 보이는 형태로 남겨 둬야 해요. 노출을 실행할 때는 반드시 다음의 숫자를 기록해 주세요.

- 노출을 실행한 날
- 행동을 끝내는 데 걸린 시간
- 행동을 시작하기 전 스트레스 정도와 끝낸 후의 스트레스 정도
- 행동을 완수하지 못한 경우 그 이유를 코멘트란에 작성한다.

만약 여기서 노출을 달성하지 못했다고 하더라도 실망할 필요는 없습니다. 설정한 행동을 실행에 옮긴 시점에 이미 우리의

뇌는 확실한 자극을 받아 호르메시스 효과가 발동되고 있기 때문이에요. 노출에서 최대 핵심은 자신이 **가벼운 스트레스를 느낄 만한 긍정적인 행위에 끊임없이 도전하는 것입니다.** 이 핵심만 벗어나지 않는다면 효과를 얻을 수 있어요.

이상의 작업을 반복해 마지막에 스트레스 수준이 100%인 행동까지 완수하면 미션 클리어입니다. 그럼 다시 1단계 리스크 미터 작성으로 돌아가 새로운 '인생 리스크'를 찾아보세요.

노출 일기(예)						
실행한 노출 : 친구 앞에서 프레젠테이션 연습						
노출 실행 시간			노출로 느낀 스트레스 (0~10점으로 부여)			완수하지 못한 이유 및 코멘트
날짜	시작시간	종료시간	초반	중반	후반	
4월 15일	10:15	11:15	2	8	4	
4월 16일	14:00	15:00	2	8	3	
4월 17일	17:30	18:30	1	9	4	긴장해서 할 말을 잊어버렸다.
4월 18일	17:30	18:30	1	5	2	
4월 19일	10:00	11:00	0	4	1	
4월 20일	18:00	19:00	0	3	1	
4월 21일	10:15	11:15	0	2	5	

01 고통순화부
02 운동
03 독과 단식
04 멘탈
05 영양
06 수면
07 피부
08 탈 섹트비
09 로드맵

노출 옵션

슈퍼에이저 수준의 젊음을 손에 넣는 데는 지금까지 소개한 방식의 노출을 사용하는 것이 이상적이지만, 그 밖에도 효과적으로 개발된 몇 가지 옵션을 소개할게요.

불로장수 건강법 20 스트레스 경험과 마주한다

누구나 인생에서 큰 스트레스를 경험한 적이 있을 거예요. 직장을 잃었다거나 가까운 친구와 크게 싸우고 절교하는 등의 괴로운 사건 때문에 마음에 상처를 입은 사람이 적지 않으리라 생각합니다.

이러한 경험을 외면하지 않고 도리어 성장의 발판으로 삼는 것이 지금 소개할 '**스트레스 성장 척도**'입니다. 미국 코네티컷대학교 연구팀이 발표한 심리 테스트의 일종으로, 과거에 겪은 부정적 체험을 최대한 긍정적으로 다시 파악하는 것을 목적으로 합니다 [66]. 만약 요 몇 년간 잊을 수 없을 만큼 괴로운 경험이 있다면 시험 삼아 스트레스 성장 척도를 작성해 보길 바랍니다.

1단계 : 스트레스 경험 작성하기

우선 과거 1년간 가장 크게 스트레스를 받았던 사건이 무엇인지 생각해 보고 그 내용을 간단히 작성합니다. '업무상 큰 실수를 저질렀다'나 '그녀에게 차였다'와 같이 생각만 해도 식은땀 나는 경험을 골라 보세요.

단, '학대를 받았다', '범죄 피해에 말려들었다' 같은 심각한 트라우마를 남기는 사건은 뇌에 너무 강한 부담을 주기 때문에 제외해 주세요. 어디까지나 일상 수준의 부정적인 체험을 떠올리기 바랍니다.

2단계 : 스트레스 성장 척도 매기기

1단계에서 고른 사건을 떠올리며 다음 쪽의 50가지 문항을 '0~2점' 범위 내에서 점수를 매겨 보세요.

채점

점수 체크가 끝났다면 점수를 모두 더해 주세요. 점수의 명확한 기준은 없지만, 코네티컷대학교의 연구에서 피실험자의 평균 점수는 50.68점 내외였습니다. 이 수치보다 크면 '스트레스를 받고 성장했다.'라고 판단할 수 있습니다.

01 고통수확물

02 운동

03 독과 단식

04 멘탈

05 영양

06 수면

07 피부

08 팀세뇌

09 마드릴

스트레스 성장 척도

전혀 체험한 바 없다 = **0점**　어느 정도 체험했다 = **1점**　여러 번 체험했다 = **2점**

1	나를 도와준 사람과 새로운 관계를 형성했다.
2	세상에 대한 새로운 지식을 얻었다.
3	나 자신이 생각보다 더 강하다는 것을 깨달았다.
4	타인을 받아들일 수 있게 되었다.
5	내가 타인에게 해줄 수 있는 것이 많다는 사실을 깨달았다.
6	타인의 감정이나 신념을 존중하는 법을 배웠다.
7	타인을 친절하게 대하는 법을 배웠다.
8	인생을 어떻게 살고 싶은지 다시 생각했다.
9	내가 인생에서 더 많은 것을 이루고 싶어한다는 것을 깨달았다.
10	내 인생의 의미를 깨닫고 만족감이 늘었다.
11	사물을 보다 긍정적으로 보는 법을 배웠다.
12	나의 기분을 좀 더 잘 표현하는 법을 배웠다.
13	모든 일에는 이유가 있다는 사실을 배웠다.
14	인생에 대한 경외심이 높아졌다.
15	똑같은 고통이라도 전보다 덜 힘들다.
16	내가 하는 일에 보다 책임지는 법을 배웠다.
17	내일 당장 무슨 일이 일어날지 모르기 때문에 오늘을 위해 사는 법을 배웠다.
18	대부분의 일을 당연하다고 생각하지 않게 되었다.
19	내 인생에 대한 신뢰가 깊어졌다.
20	보다 자유롭게 결정할 수 있게 되었다.
21	나의 인생에도 타인이 배울 만한 가치가 있다는 점을 깨달았다.
22	인생의 우연이 여러 가지 일에 작용한다는 것을 보다 잘 이해하게 되었다.
23	힘든 인생을 살아온 사람들의 강인함을 이해할 수 있게 되었다.
24	나쁜 일이 일어나도 패닉에 잘 빠지지 않는다.
25	내 행동의 결과에 대해 생각하는 법을 배웠다.

01 고통 ↔ 회복

02 운동

03 독과 인식

04 멘탈

05 영양

06 수면

07 피부

08 틸 세뇌

09 모드멘

26	무슨 일이든 화를 잘 내지 않는 법을 배웠다.
27	보다 낙관적인 사람이 되는 법을 배웠다.
28	인생에 보다 냉정하게 접근하는 법을 배웠다.
29	좀 더 나의 소신대로 살며, 다른 사람이 바라는 인생을 살지 않는 법을 배웠다.
30	나의 인생이 완벽하지 않다는 것을 받아들이게 되었다.
31	인생을 보다 진지하게 사는 법을 배웠다.
32	인생의 문제에 맞서며 포기하지 않는 법을 배웠다.
33	인생에 보다 의미를 부여하는 법을 배웠다.
34	인생의 목표가 좋은 방향으로 바뀌었다.
35	어려운 사람을 도와주고 싶은 마음이 커졌다.
36	보다 자신에게 만족하는 사람이 되었다.
37	건강을 당연하다고 여기지 않게 되었다.
38	다른 사람의 이야기에 좀 더 주의 깊게 귀 기울이는 법을 배웠다.
39	새로운 정보나 사고방식을 받아들이는 법을 배웠다.
40	수년 전에 부모님이나 은사가 하신 말씀이나 조언이 무슨 말인지 잘 알게 되었다.
41	타인과 보다 꾸밈없이 소통하는 법을 배웠다.
42	불확실한 일에 잘 대처할 수 있게 되었다.
43	내가 세상에 뭔가 영향을 주고 싶어 한다는 것을 깨달았다.
44	다른 사람에게 도움을 청해도 된다는 점을 배웠다.
45	나를 부정적으로 만들었던 사건들은 대부분 사소한 것이며, 거기에 동요할 가치가 없다는 사실을 깨달았다.
46	나의 권리나 희망을 분명히 주장하는 법을 배웠다.
47	타인과의 관계가 전보다 의미 깊어졌다.
48	부모님을 그저 한 인간으로 볼 수 있게 되었다.
49	생각 이상으로 나를 걱정해 주는 사람이 있다는 것을 알았다.
50	내가 보다 큰 그룹의 일원이라는 공동체 의식을 더 강하게 품게 되었다.

3단계 : 스트레스 성장 척도 점검

마지막으로 테스트 점수를 재확인해서 0점인 항목을 개선하는 방법에는 무엇이 있을까 살펴봅시다.

예를 들어 과거에 '직장에서 해고당한 경험'을 겪고 나서 타인과의 유대가 깊지 않다는 것을 깨달았다면 '퇴직 시에 상담한 친구에게 감사를 표해 본다.'라거나 '지금 심정을 믿음직한 친구에게 털어놔 본다.'라는 개입을 생각해 볼 수 있습니다.

'인생에 대한 냉정한 접근'을 할 수 없다고 깨달았다면 '직장을 잃게 된 명확한 이유를 분석해서 다음에 활용하겠다.'와 같은 대책을 생각해 볼 수도 있겠지요. 자신이 보기에 직감적으로 '개선할 수 있을 듯한 항목'부터 시작하면 좋아요. 그러니 너무 깊게 고민하지 말고 마음속 목소리를 따라 주세요.

**불로장수
건강법 21   뉴로빅스로 뇌를 자극한다**

'**뉴로빅스**(Neurobics)'는 세계적인 신경생리학자 로렌스 C. 카츠(Lawrence C. Katz)가 주창한 뇌 자극법입니다 [67]. 뉴로(신경)와 에어로빅스(댄스 형식의 유산소 운동)를 혼합한 이름에서도 알 수 있듯이 **뇌에 가벼운 부하를 가해 호르메시스 효과의 발동을 촉진하는 작용이 있습니다.**

그렇다고 방법이 까다로운 것도 아니에요. 일상생활에 **'작은 불쾌감'을 끌어들이는 것만으로도 충분합니다.** 앞서 소개한 노출이 조금 복잡하게 느껴지는 사람은 가벼운 몸풀기로 뉴로빅스부터 시작하는 것도 괜찮습니다. 그럼 몇 가지 구체적인 테크닉을 소개할게요.

자주 쓰지 않는 쪽 손을 사용한다

뉴로빅스 방법 첫 번째는 **'자주 쓰지 않는 쪽 손을 사용한다.'**입니다. 오른손잡이인 사람은 시험 삼아 양치질, 식사, 마우스 조작 등의 작업을 왼손으로 시도해 보세요. 자주 쓰지 않는 쪽 손을 사용하면 뇌가 발달한다는 사실은 여러 데이터를 통해 밝혀졌어요.

일례로 미국 뉴사우스웨일스대학교 등의 연구에서 오른손잡이 피실험자에게 왼손으로 컵을 들고 차 마시기, 왼손으로 문 열기 등의 행동을 지시한 결과 **2주 만에 자기 조절 능력이 개선되었습니다**[68]. 처음에는 조금 어려울지도 모르지만, 비교적 손쉬운 두뇌 트레이닝으로 시도해 보세요.

01 고통수화물

02 운동

03 독과 단식

04 멘탈

05 영양

06 수면

07 피부

08 탈모 셀프뇌

09 모르핀

불로장수 건강법 23 눈을 감고 집안일을 한다

샤워를 하거나 머리를 감을 때 또는 빨래 널기 등 평소 하는 집안일을 눈을 감고 하는 트레이닝이에요.

우리는 일상적인 작업을 할 때 필요한 정보 대부분을 시각으로 얻기 때문에 청각, 후각, 촉각 등을 통해 얻는 데이터는 곧바로 삭제해 버립니다. 하지만 눈을 감고 집안일을 하게 되면 **전신의 모든 감각이 활동을 개시해 뇌가 새로운 신경로를 사용하기 시작**하므로 자극이 됩니다.

불로장수 건강법 24 디지털 기기를 꺼둔다

스마트폰이나 컴퓨터 같은 디지털 기기의 사용을 의식적으로 줄이는 트레이닝입니다.

영국 런던의 택시 운전사를 대상으로 테스트한 결과, 기억력을 담당하는 뇌 영역이 다른 사람보다 활성화되기 쉬운 것으로 밝혀졌습니다[69]. 런던에서 택시 면허를 취득하려면 2만여 종이나 되는 랜드마크를 기억해야 하는데 그 덕분에 뇌가 적당한 자극을 받았기 때문으로 추측됩니다.

마찬가지로 GPS를 끄고 지도를 본다든지, 메모 어플리케이션을 사용하지 않고 전화번호나 쇼핑 목록을 기억한다든지, SNS를 멈추고 친구나 가족과 직접 소통하는 등의 방법으로 인간이 타고난 능력을 최대한 활용하도록 해봅시다.

불로장수 건강법 25 거꾸로 챌린지

익숙한 것을 거꾸로 돌려 보기만 해도 뇌는 평소와 다른 자극을 받습니다.

이를테면 시계를 거꾸로 차기, 달력을 거꾸로 걸기, 작업 책상을 재배치하고 메모장이나 자료의 위치 바꾸기 등 떠오르는 모든 것을 거꾸로 바꿔 보세요. **평소와 다른 배치 탓에 뇌가 가벼운 부담을 느끼게 됩니다.**

으음……

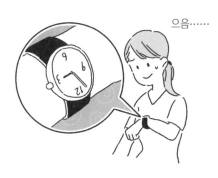

불로장수 건강법 26 음독, 청독한다

MRI를 활용한 연구에 따르면 우리가 책을 소리 내어 읽거나 귀로 들으면, 눈으로만 볼 때와는 달리 세 부위의 뇌 영역이 작동하기 시작한다고 합니다. 우리는 정보 입력의 대부분을 시각에 의존하고 그 외 다른 감각은 소홀히 하기 때문이에요.

책을 읽을 때 문장을 소리 내어 읽거나 오디오북을 활용해 보길 바랍니다. **뇌가 평소와 다르게 작동할 뿐만 아니라 책의 내용도 더 잘 기억하게 됩니다.**

불로장수 건강법 27 새로운 출퇴근 루트를 개척한다

많은 사람이 무의식적으로 익숙한 길로만 출퇴근하는데 그러면 뇌는 거의 자극을 받지 못해요. 이때 늘 타던 노선과는 다른 전철 노선을 이용하거나, 통근 버스가 아닌 도보로 걸어가거나 자전거를 타는 등 **평소와는 다른 수단을 이용하거나 새로운 길을 선택하기만 해도 대뇌피질과 해마를 자극할 수 있다고 합니다.**

01 고혈압↔저혈압

02 운동

03 독과단식

04 멘탈

05 영양

06 수면

07 피부

08 탈세뇌

09 코스프

불로장수 건강법 28 10개 게임

'10개 게임'은 심리 실험에서 **창의력 개선에도 사용되는 유명한 테크닉**입니다.

➊ 임의의 물체를 적당히 고른다. 펜, 안경, 클립, 가위, 지퍼백 등 어떤 것이라도 상관없다.

➋ 다 골랐다면 '이 물체의 새로운 용도'를 적어도 10개 정도 생각해 본다. 예를 들어 지퍼백을 고른 경우는 '문구용품을 넣어 사용한다', '세제를 풀어 세탁물을 담가 놓는다' 등 되도록 참신한 사용법을 궁리해 보면 좋다.

머릿속으로 생각하는 것만으로도 손쉽게 뇌에 부하를 줄 수 있으므로 틈틈이 시간 날 때마다 해 보길 바랍니다.

3

바르게 치유하기

노화를 멈추고 회복력을 극대화하는
치유의 기술을 배운다

게으름뱅이일수록
휴식을 즐길 줄 모른다

– 존 러벅 (영국의 은행가, 정치가, 생물학자, 고고학자)

우리의 몸과 마음에 적절하게 고통을 주는 방법을 파악했으니, 다음은 '회복'으로 넘어가 보겠습니다. 손상을 입은 몸과 마음을 쉬게 하고, 이전보다 더 생명력 있게 만드는 단계이지요.

이번 PART 3은 크게 네 부분으로 나누어 '바르게 치유하기'에 대해서 소개합니다.

요법 1 ▶ 퀄리티 다이어트
　　　　　　칼로리의 양이 아닌 질에 집중하는 식사법

요법 2 ▶ 멀티플 휴식
　　　　　　신체나 인지 등 다양한 측면에서 몸을 쉬게 하는 휴식법

요법 3 ▶ 세계 표준의 피부 관리
　　　　　　세계 일류 기관의 심플한 피부 관리법

요법 4 ▶ 디프로그래밍
　　　　　　부정적인 이미지를 지우고 사고를 전환하기

이들 요법 또한 **이제까지 발표된 방대한 영양학과 심리학 연구 중 신뢰도가 높은 것만을 추려낸 것입니다.** PART 2와 마찬가지로 조금씩 어려워지게끔 구성했으므로 게임을 클리어하듯이 자신의 안티에이징 레벨을 업그레이드하는 기쁨을 누려 보세요.

05

영양

젊어지는 식사,
늙는 식사를 안다

요법 1 **퀄리티 다이어트** ▶ 멘탈 개선. 숙면. 면역력. 비만 예방

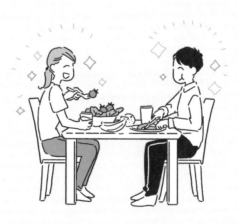

올바른 식사는 안티에이징에서 가장 중요한 포인트입니다. 자세한 내용은 뒤에서 소개하겠지만, 날마다 적절한 영양소를 보충하지 않으면 신체 기능이 온전히 작동하지 않은 탓에 피부와 근육이 점점 약해집니다.

하지만 현대 시대에 바른 식사법을 택하기란 사실 쉽지 않습니다. 저당질, 비건(육류, 어류, 달걀, 유제품 등의 동물성 식품을 먹지 않는 사람), 매크로바이오틱(현미나 전립분을 주식으로 콩류, 채소, 해조류, 소금으로 구성된 식사), 생식(가공되지 않은 날것의 재료를 쓴 식품, 또는 식품을 최대한 생으로 섭취하는 식생활) 등 세상에는 다양한 식사법이 존재하는데 저마다 과학적인 근거를 들며 '자기들 것이 최고의 식사법'이라고 주장하기 때문이지요.

사실 **안티에이징이라는 관점에서 보면 올바른 식사법을 선택하는데 그리 고민할 필요는 없어요.** 저당질, 채식, 육식 다이어트 같은 서로 다른 식사법을 지지하는 학자나 전문가들 사이에서도 거의 모두가 찬성하는 '유일한 핵심'이 있기 때문입니다. 그 핵심을 한마디로 정리하면 이렇습니다.

- **칼로리의 질을 높인다.**

칼로리의 양보다 질에 집중하는 식사법을 '퀄리티 다이어트'라고 합

01 고통수화물

02 운동

03 독과 단식

04 멘탈

05 영양

06 수면

07 피부

08 탈 세뇌

09 모드 맵

니다. '질'의 정의는 뒤에서 설명하겠지만, 최근 수십 년간의 연구에 따라 하버드나 예일 같은 일류 기관이 식사의 가장 중요한 핵심으로 간주하기 시작한 사고방식이라고 말할 수 있습니다[1].

미국 예일대학교 예방의료 연구센터가 발표한 '우리는 어떤 식사법이 건강에 가장 좋은지 말할 수 있을까(Can We Say What Diet Is Best For Health)?'라는 제목의 리뷰 논문을 살펴볼게요[2]. 연구팀은 안티에이징과 식사에 관한 선행 연구에서 신뢰할 수 있는 데이터 167건을 수집해 저당질 다이어트, 저지방 다이어트, 채식, 균형 잡힌 식사, 글루텐프리(글루텐이 들어간 식품, 즉 밀을 원료로 한 식품의 섭취를 제한한 식사) 같은 보편적인 건강식의 효과를 확인했고, 면밀히 조사한 끝에 이런 결론을 내렸습니다.

'모든 식사법은 저마다 명확한 차이를 강조하지만 과학적 근거를 바탕으로 고려할 때 모든 방법의 기초는 일치한다. **정말 중요한 것은 '칼로리의 질'이다. 질 좋은 식사를 추구하는 것이야말로 최고의 식사법**이라고 할 수 있다.'

당질이나 포화지방을 비만의 원흉이라는 둥 글루텐을 컨디션 난조의 주범이라는 둥 건강식의 세계에서는 한두 가지의 성분만을 비난의 대상으로 거론하기 일쑤입니다. 반대도 마찬가지예요. 가령 당질만 줄이면 신체의 모든 문제가 해결되고 코코넛 오일이 마치 마법의 약인 양 들먹이면서 특정 방법을 과장되게 거론하는 모습도 비일비재합니다.

하지만 데이터를 조목조목 따져 보면 이러한 사고방식에 오류가 있다는 사실을 분명히 알 수 있어요. 절대적으로 몸에 좋은 식품이나 영양소 따위는 애초에 존재하지 않을뿐더러 완전히 잘못된 식사법도 없습니다.

예를 들어 하버드대학교가 20년에 걸쳐 12만 명 이상을 조사한 연구에서는, 체중 변화는 칼로리의 질과 상관관계가 가장 깊으며 **'식사량을 줄이고 운동량을 늘려라.'와 같은 다이어트 지도법은 너무 단순해서 별 의미가 없다고 지적했습니다** [3]. 마찬가지로 하버드대학교가 811명을 2년간 추적한 연구에서도 저당질이나 저지방 등에 아무리 신경을 써도 다이어트나 체질 개선에 미치는 영향은 적으며, 결국 최종적인 차이를 부르는 것은 칼로리의 질이라고 결론지었습니다 [4].

세부적인 사항에 대해서는 아직 논란의 여지가 있지만, 현재로써는 칼로리 질의 중요성에 반대 의견을 펼치는 전문가는 거의 없습니다. 세상에 말하는 모든 식사법은 전부 '칼로리의 질'이라는 부분을 감안하고 있다는 점에서 의미가 있습니다.

01 고통스러워도
02 운동
03 독과 단식
04 멘탈
05 영양
06 수면
07 피부
08 탈 세뇌
09 로드맵

젊어지는 식사의 최대 핵심
칼로리의 질이란?

그렇다면 칼로리의 질은 구체적으로 무엇을 의미할까요? 앞서 소개한 연구 내용을 정리하면 칼로리의 질이 높은 식품은 크게 4가지 사항에서 공통점이 있습니다.

- **만족도** : 얼마나 빠르게 포만감을 주는가?
- **영양가** : 총칼로리 중 비타민과 미네랄, 필수 지방산, 필수 아미노산이 얼마나 풍부하게 들어있는가?
- **흡수율** : 섭취한 칼로리가 얼마나 빨리 체지방으로 변하는가?
- **효율성** : 섭취한 칼로리 중 얼마만큼의 양이 체지방으로 변하는가?

가능한 한 끼니당 만족도와 영양가가 높으면서, 체지방으로 바뀌는 속도가 더디고 전환되는 양이 적을수록 고품질이라고 봅니다. 이 기준을 고려했을 때 칼로리 질이 높은 식품의 순위는 대략 다음 쪽 표와 같습니다.

순위를 보고 '당연한 거 아닌가?' 생각하는 사람도 있을 거예

01 고양수화물

02 운동

03 목과단식

04 멸탈

05 영양

06 수면

07 피부

08 탈세비

09 로드맵

칼로리의 질이 높은 식품 순위

1위 저당질 채소 : 시금치, 브로콜리, 양배추 같은 녹색 채소는 칼로리의 질이 가장 높은 식품군이다. 식이섬유 덕분에 포만감을 느끼기 쉽고 칼로리당 영양가도 풍부해서 '4가지 기준'을 모두 충족한다.

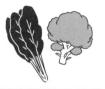

2위 고기·생선·달걀 : 육류와 단백질은 포만감을 높이는 작용이 있는 동시에 필수 지방산이나 비타민도 얻을 수 있다. 녹색 채소에 비하면 칼로리당 포만감이 낮고 육성 환경에 따라 품질의 차가 크다는 단점이 있다.

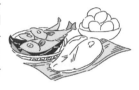

3위 과일·고당질 채소 : 고구마와 단호박 같은 당질이 많은 채소나 과일은 폴리페놀이 풍부하고 포만감 면에서도 문제없지만, 당질이 많은 만큼 칼로리당 영양가는 떨어진다.

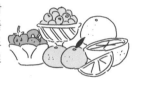

4위 유제품 : 단백질과 비타민이 많다는 장점은 있지만, 칼로리당 당질과 지방이 많아 영양가와 포만감 면에서 가치가 떨어진다.

5위 기름·지방 : 1g당 칼로리가 높고 만족도가 낮으며 체지방으로 바뀌기 쉽다는 단점이 있다. 다만 필수 지방산이 없으면 몸이 기능하지 않으므로 반드시 섭취해야 한다.

6위 곡류 전반 : 기본적으로 거의 당질이므로 칼로리당 영양가는 아무래도 떨어진다.

7위 가공식품·정제당 : 칼로리는 높지만 영양가는 낮다. 그 때문에 포만감을 얻기 어려운 경향이 있다.

요. '칼로리 질이 높은 식사'란 결국 가공식품을 줄이고 채소와 신선한 고기나 생선으로만 엄선된 식사일 것입니다. 정크푸드의 악영향이나 채소의 이점은 이미 수없이 언급되었기에 새로운 주장이 또 있을까 싶은 것도 사실이에요.

그런데 핵심은 세부적인 데 있습니다. 얼마나 양질의 기름을 선택할 것인가? 얼마나 식재료의 질을 떨어뜨리지 않고 조리할 것인가? 고기나 생선의 유해물질을 얼마나 배제할 것인가? **진정으로 칼로리 질이 높은 식사란 이런 세세한 점들을 개선할 때 만들어집니다.** 언뜻 상식 같아 보이는 조언도, 거기에 세심한 고민과 개선이 축적되지 않으면 전체적으로 기능하지 않습니다.

그럼 고품질 칼로리로 구성된 식사는 구체적으로 어떤 부분을 신경 써야 할까요? 그 핵심을 레벨 순으로 살펴볼게요.

01 고통수화북

02 운동

03 독부단식

04 멘탈

05 영양

06 수면

07 피부

08 탈세뇌

09 로드맵

레벨 1 퀄리티 조금 높이기

지금까지 칼로리의 질을 크게 따지지 않았던 분은 우선 '퀄리티 조금 높이기'부터 시작합니다. 평소 식사를 조금 개선해 전체 칼로리의 질을 끌어올리는 방법이에요.

'**흰 빵 샌드위치를 전립분**(곡류, 특히 밀에서 알맹이 전체를 분쇄하고 껍질이나 배아를 분리하지 않은 가루) **빵으로 바꾸기. 설탕이 들어간 캔 주스를 무가당 차나 커피로 바꾸기. 베이컨이나 소시지 등의 가공육을 피하고 닭가슴살이나 소고기 같은 가공하지 않은 식자재가 들어간 식품을 고르기.**'

이처럼 평소 식사의 질을 '조금 높이기'만 해도 큰 효과를 얻을 수 있습니다. 이와 관련해 이란 카샨의과대학교의 연구를 살펴볼게요[5]. 비만으로 고민하는 여성 60명을 대상으로 한 실험에서 연구팀은 전원을 두 그룹으로 나누어 한 그룹은 '일반 서양식'을, 다른 한 그룹은 '칼로리의 질을 조금 개선한 식사'를 하도록 주문했습니다.

세부적인 메뉴의 차이는 다음 쪽 표에 명시된 대로이며, 채소와 과일을 조금씩 늘리고 설탕류를 조금 줄였을 뿐 극단적으로 식생활을 바꾸지는 않았습니다. 그런데도 '**퀄리티를 조금 높인 그룹**'에서 인슐린 저항성이 30% 개선되고, 일산화질소 양은

1컵 = 약 250㎖	일반 서양식	칼로리의 질을 개선한 식사
빵·쌀	빵 9조각 / 쌀 4.5컵	전립분 빵 7조각 / 쌀 3.5컵
설탕·과당	31g 이내	16g 이내
채소	4컵	5컵
과일	4컵	6컵
유제품	2컵	요구르트나 치즈 등의 발효식품 3컵
육류	240g	240g
견과류	28g	56g
기름	42g	올리브 오일 위주로 42g

19% 증가했으며, 체내 염증 지표인 MDA는 19%나 감소했습니다. 반면 일반식 그룹은 각각 -3%, +2%, -8% 변화에 그쳤습니다.

식생활을 약간 개선했을 뿐인데 체내 노화를 나타내는 지표가 변하다니, 말은 퀄리티 조금 높이기지만 그 효과는 상당해 보이지 않나요?

불로장수 건강법 29 채소를 늘리고 정제당을 줄인다

퀄리티 조금 높이기를 실행할 때는 **우선 채소의 증량과 정제당 감량부터 해주세요.** 평소 식사에 한 줌 분량의 채소나 과일을 추가하고, 쌀은 현미로 대신하는 등 한 끼분을 확연히 줄이는 것이 목표입니다(빵이나 파스타는 전립분으로 교체).

설탕과 과당포도당액당이 든 음료를 좋아하는 사람은 무가당 차나 커피로 바꾸세요. 단맛이 당길 때는 인공감미료를 사용한 다이어트 음료를 마셔도 좋습니다.

인공감미료라고 하면 인체에 나쁜 영향을 끼칠 것 같아 걱정스러울 수도 있겠지만 대규모 메타 분석에 따르면 이렇다 할 문제는 확인되지 않았습니다[6]. 인공감미료를 대놓고 권장하는 것이 아니라, **퀄리티 조금 높이기에서는 설탕과 과당포도당액당의 양을 줄이는 것이 우선이라는 점을 기억해 주세요.** 이러한 식생활을 12주간 지속하면 레벨 1은 클리어입니다.

레벨 2　지중해식을 먹는다

지중해식은 1960년대에 그리스와 이탈리아 등지의 식재료와 요리를 본뜬 식사법으로, 최근 10여 년간 안티에이징 효과적인 건강식으로 널리 알려졌습니다.

이와 관련해 가장 신뢰성 높은 연구는 캐나다 맥길대학교의 메타 분석으로, 998건의 데이터를 정밀 조사한 끝에 지중해식이 저지방식이나 당질 제한보다 체중 감소의 효과가 크고 콜레스테롤 수치도 개선한다는 결과를 얻었습니다[7]. 그 밖의 효과로, 연구의 질은 다소 떨어지지만 **멘탈 개선과 수면의 질 향상**[8], **장내 환경 개선과 질환 발병률 저하 등이 보고된 바 있습니다**[9]. **수많은 건강식 중에서도 검증 데이터의 수는 톱클래스를 차지합니다.** 따라서 현시점에서 안티에이징에 효과가 있는 식사법으로는 가장 신뢰할 만하다고 볼 수 있습니다.

지중해식이 몸에 좋은 이유는 여러 가지가 있지만, 많은 연구자가 **손쉽게 칼로리의 질을 올릴 수 있다는 점을 중시합니다.** 당질 제한, 저지방식, 채식 등과 비교해 먹어서는 안 될 식재료가 적어 다른 식사법보다 실천하기 쉽기 때문이지요.

신선한 채소와 어패류를
적극적으로 섭취한다

지중해식은 신선한 채소나 어패류를 적극적으로 섭취하는 것이 특징입니다. '지중해식 채점표(156쪽)'를 사용하면 쉽게 실천할 수 있어요. **임상 연구에서 사용되는 척도를 동양인에게 맞게 재구성했으므로 지금 자신의 식사가 지중해식에 얼마나 가까운지 판단할 수 있습니다**[10]. 먼저 표에 제시된 11가지 문항에 답해 보세요.

　점수가 낮은 사람은 총점을 6~7점 올리는 식생활을 일단 목표로 삼아 주세요. 이 점수의 식생활을 4~8주간 지속하면 몸이 점점 건강해질 거예요. 단, 지중해식 채점표를 사용할 때는 다음 사항을 주의해야 합니다.

❶ **지중해식을 '완벽한 식사'라고 믿지 말 것**
❷ **'무조건 몸에 해로운 식품'이라고 치부하지 말 것**

　첫 번째 주의사항은 지중해식을 최고의 식사법이라고 믿어서는 안 된다는 말이에요. 데이터적인 근거가 많은 방법임에는 틀림없지만, 세세한 점까지 파고들면 다른 견해도 찾아볼 수 있기 때문입니다.

01 고통·두려움
02 운동
03 독자단식
04 멘탈
05 영양
06 수면
07 피부
08 탈세포
09 모드림

❶	매일 양손에 가득 담길 양보다 많은 양의 채소, 해초, 버섯류를 먹는다.	+1
❷	매일 한 손에 담길 양보다 많은 양의 과일을 먹는다.	+1
❸	전립분 빵 또는 파스타, 현미를 거의 매일 먹는다. (주 5회 이상, 한 끼분의 기준은 한 손에 담길 정도)	+1
❹	적어도 일주일에 2~3회는 생선을 먹는다. (한 끼분의 기준은 한 주먹 정도)	+1
❺	견과류를 자주 먹는다. (최소 주 2~3회, 한 번 먹을 때의 기준은 손바닥에 가볍게 담길 정도)	+1
❻	요리에 주로 올리브 오일을 사용한다.	+1
❼	소고기나 가공육의 섭취는 일주일에 두 줌 또는 그 이하로 제한한다.	+1
❽	콩류를 일주일에 1회 이상 먹는다.	+1
❾	날마다 소량의 요구르트(100g 정도)나 치즈(40g 정도)를 먹는다.	+1
❿	일주일에 1회 이상은 외식을 하거나 패스트푸드점에 간다.	-1
⓫	매일 과자나 인스턴트 식품을 여러 차례 먹는다.	-1
	합계	점

각 항목의 점수를 모두 더한다. 최종 점수에 대한 판단은 아래와 같다.

0~3점	칼로리의 질이 평균보다 상당히 낮은 식생활을 하고 있다. 채소나 생선 섭취량을 늘리는 것부터 시작한다.
4~5점	칼로리의 질이 평균인 식생활을 하고 있다. 식이섬유와 양질의 단백질 섭취량을 적극적으로 늘린다.
6~7점	칼로리의 질이 평균보다 높은 식생활을 하고 있다. 전체 점수를 더 올리는 방향으로 목표를 세운다.
8~9점	칼로리의 질이 높은 식생활을 실천하고 있다. 건강한 식사에 지나치게 신경 쓰다 보면 되레 스트레스가 되기 쉬우므로 과도하게 집착하지 않도록 주의한다.

예를 들어 2017년 메타 분석에 따르면, 지중해식에서 권장하는 전립분에 '심장 질환 발병 위험을 낮추는 효능이 없다.'라고 보고되며 안티에이징 효과에 의문점이 제기된 바 있습니다[11].

마찬가지로 지중해식에서는 적포도주의 효능을 인정했지만 최근 대규모 연구에서는 '알코올은 인체에 극히 소량만 흡수돼도 해롭다'는 견해가 주류로 자리 잡았습니다[12, 13]. 이에 대해서는 의견이 엇갈리기 때문에 완벽한 식사법을 추구하고 싶어도 시원한 답은 얻을 수 없어요. **너무 완벽함을 추구하다 보면 스트레스를 받기 쉬우므로 편안한 마음으로 지속해 나가기 바랍니다.**

두 번째 주의사항은 특정 식품을 무조건 해롭다고 여겨서는 안 된다는 뜻입니다. 거듭 말하지만, 세상에 절대적으로 해로운 음식은 없으며 **정크푸드 같은 걸 먹는다고 해서 몸이 바로 늙는 것도 아니에요.** 이런 음식을 필요 이상으로 꺼리면 업무상 회식이나 친구들 모임에 끼기가 어렵고 생활의 질도 떨어지게 됩니다.

가끔은 치킨이나 패스트푸드를 먹는 것도 기나긴 인생에 즐거움이 되곤 하지요. 그러니 전체 식사의 10% 정도는 지중해식에서 벗어날 여지를 남겨둬도 좋지 않을까요?

01 고통수화부
02 운동
03 독과단소
04 메탈
05 영양
06 수면
07 피부
08 탐세뇌
09 굿드멘

레벨 3 　탄수화물을 제한한다

지중해식에 익숙해졌다면 좀 더 섬세하게 칼로리의 질을 높이는 포인트를 알아야 합니다. **탄수화물, 단백질, 지질의 3대 영양소별로 각각의 질을 높이기 위한 핵심을 하나하나 살펴보도록 할게요.**

　가장 먼저 확인해 볼 영양소는 탄수화물입니다. 알다시피 탄수화물은 인간에게 아주 중요한 에너지원이며, 앞에서도 서술했듯이 가급적 양질의 식품을 고르지 않으면 노화를 진행시키는 원인이 되고 맙니다. 언급해야 할 점은 산더미지만, 여기서는 안티에이징에 도움이 되는 요점만을 엄선해서 소개할게요.

불로장수 건강법 31　생으로 먹을 수 있는 채소, 짙은 녹색 채소는 칼로리의 질이 높다

149쪽에서도 설명했다시피 가장 질 좋은 식품은 '**저당질 채소**'입니다. 따라서 탄수화물의 주요 섭취원도 저당질 채소를 선택하는 것이 기본이에요. 칼로리의 질이 높은 채소를 고를 때는 대략 두 가지 기준으로 판단합니다.

❶ **생으로 먹을 수 있는가?**

❷ **짙은 녹색인가?**

양배추, 양상추, 케일 등 생으로 먹을 수 있는 채소는 칼로리의 질이 높고 감자, 옥수수, 우엉, 고구마, 곡류, 콩류처럼 생으로 먹기 힘든 채소는 한 끼당 비타민과 미네랄이 적은 경향이 있어요. 예외도 있지만 기본적으로 '생으로 먹을 수 있는 채소는 칼로리의 질이 높다.'라고 기억하면 편합니다.

마찬가지로 **시금치, 브로콜리, 멜로키아, 케일, 신선초처럼 짙은 녹색 채소도 칼로리의 질이 높습니다.** 기준에 비추어 볼 때, 시금치와 양상추를 비교하면 시금치 쪽이 우수한 식재료라고 판단할 수 있겠지요. 채소를 고를 때 이 기준을 참고하길 바랍니다.

과일은 베리류, 감귤류를 먹는다

과일도 우수한 탄수화물 섭취원 중 하나입니다. 칼로리의 질이 높은 과일을 고르는 기준도 크게 두 가지이며, 이 조건을 충족한 과일일수록 고품질이라고 할 수 있어요.

❶ 칼로리당 당질의 양이 적은가?
❷ 자연 상태에 가까운가?

이러한 관점에서 보면 **베리류**(블루베리, 딸기 등) **및 감귤류**(귤, 자몽 등) 두 가지가 칼로리의 질이 높은 과일의 대표적인 예라 할 수 있어요. 모두 비타민과 파이토케미컬이 풍부하므로 적극적으로 섭취하면 좋습니다.

불로장수 건강법 33 채소와 과일의 목표 섭취량

칼로리의 질이 높은 채소와 과일은 다음의 섭취량을 목표로 합니다.

- 저당질 채소 : 1일 10접시 분량을 목표로 한다.
- 과일 또는 당질이 많은 채소 : 1일 1~3접시 분량을 목표로 한다.

'1접시'의 양은 다음 쪽을 참고해 주세요. 10접시라고 하면 너무 많게 느껴질지도 모르지만, 채소의 효과를 최대한으로 얻으려면 이 정도는 섭취해야 합니다.

2017년에 하버드대학교와 런던대학교가 실시한 메타 분석에 따르면, 구미와 아시아에 거주하는 사람 약 200만 명분의 데이터를 정리한 결과 '채소 섭취량을 하루에 200g 늘릴 때마다 전체 사망률은 10%씩 줄고, 그 효과는 1일 10접시 분량(약 800g)에 달할 때까지 얻을 수 있다.'라고 보고되었습니다[14].

01 고혈압·당뇨

02 운동

03 독소·단식

04 멸탈

05 영양

06 수면

07 피부

08 탈·세브

09 오드먼

채소와 과일의 '1접시'의 기준

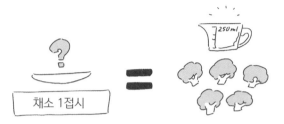

채소 1접시는 대략 250㎖ 계량컵에 들어갈 정도의 양이다.
브로콜리라면 줄기에서 떼어내 먹기 좋은 크기로 썬 5조각, 셀러리라면 5대 정도
가 1접시의 기준이다.

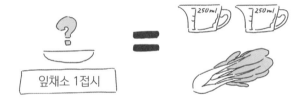

한편, 시금치나 소송채 같은 잎채소는 부피가 크기 때문에 생으로 먹을 때는 250㎖
계량컵 2~3개분이 1접시에 해당한다. 잎채소를 데쳐서 부피가 줄었을 때는 계량컵
절반을 1접시라고 보면 된다.

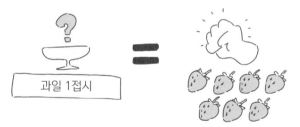

과일 1접시는 '한 줌'이다. 오렌지 1개, 딸기 7개, 자몽 반 개, 블루베리 100g 등이 각
각 1접시에 해당한다.

다시 말해, **채소의 효과는 1일 10접시분에서 최대가 되는 셈이에요.** 아직 익숙지 않다면 1일 최소 5접시로 시작해 1일 10접시를 목표로 서서히 늘리기 바랍니다. 물론 여력이 된다면 섭취량을 더 늘려도 좋아요.

불로장수 건강법 34 '채소를 생으로 먹을까? 조리해서 먹을까?' 고민하지 않는다

'채소는 생으로 먹는 게 몸에 더 좋지 않나요?'라는 질문을 심심치 않게 듣습니다. '채소를 조리하면 비타민이나 폴리페놀양이 준다.'라는 주장이 있는가 하면 '열을 가하면 영양소 흡수율이 더 높다.'라는 의견도 있어 어떻게 해야 할지 곤혹스러운 사람도 많을 거예요.

결론부터 말하자면 이런 고민은 아무 의미가 없습니다. 왜냐하면 조리에 의한 식품의 반응은 너무나 복잡해서 모든 영양소를 파괴하지 않고 먹는 법은 존재하지 않기 때문이지요. 몇 가지 예를 들어 볼까요?

- 토마토에 풍부한 비타민 C는 물과 열에 쉽게 손실되지만, 리코펜이라는 항산화 물질은 가열하면 증가한다[15].
- 브로콜리의 항산화 성분인 설포라판은 열에 파괴되지만, 인돌

과 같은 항암 물질은 가열하면 흡수율이 높아진다[16].

- 장내 세균은 생채소의 식이섬유를 섭취했을 때 더 증가하기 쉽다. 한편 가열된 식이섬유는 유익균과 유해균의 밸런스를 조절하는 작용을 한다[17].

비슷한 사례는 일일이 들 수 없을 정도로 많으며, 저쪽을 살리면 이쪽을 살리지 못하는 상황이 벌어집니다. '생이냐, 조리냐' 둘 중 아무리 고민해 봤자 답은 나오지 않으므로 **지금으로써는 두 가지 방법으로 균형 있게 섭취하는 것이 가장 좋은 방법이에요.** 아침과 점심에 생채소를 먹었다면 저녁은 데친 채소를 먹는 식으로 실천해 보세요.

불로장수 건강법 35 유기농 채소에 집착하지 않는다

조리법과 더불어 고민하는 것이 '유기농을 선택해야 하는가?'라는 문제입니다. 농약을 사용하지 않고 기른 채소라고 하면 몸에 아주 좋을 것 같은 이미지가 있지만, 그게 그리 간단하지만은 않아요. 정확도가 높은 데이터를 보면 '유기농이 정말 몸에 좋은지 안 좋은지는 판단할 수 없다.'라는 언급밖에 나와 있지 않기 때문입니다.

01 고통 수확물

02 운동

03 독과 단식

04 멘탈

05 영양

06 수면

07 피부

08 탈 세뇌

09 로드맵

스탠퍼드대학교가 240건의 데이터를 정밀 조사한 메타 분석에서는 유기농으로 재배한 채소와 통상의 방법으로 재배한 채소 사이에 눈에 띌 만한 차이가 보이지 않았고, 영양가와 잔류 농약 측면에서도 미세한 차이밖에 확인되지 않았습니다[18]. 이는 유기농 연구 중에서 최대 규모의 데이터로 신뢰도가 상당히 높은 결과입니다.

그러나 한편으로 영국 뉴캐슬대학교 등이 343건을 조사한 메타 분석에서는, 유기농 채소 쪽이 항산화 물질이 더 많고 카드뮴 등의 중금속량은 더 적다는 결론도 나왔습니다[19]. 이처럼 스탠퍼드대학교와 다른 견해를 보이는 사례도 적지 않아요.

하지만 식물 재배는 토양이나 기후에 크게 좌우되므로 아무리 유기농 채소라 해도 중금속이 많이 포함된 토양에서 자랐다면 통상의 방식으로 재배한 채소 쪽의 질이 더 좋을 수 있겠지요. 조사에 따라 결론의 차이가 있는 것은 당연합니다.

이상의 데이터를 근거로 저는 **'금전적으로 무리하지 않는 쪽을 선택하는 것이 좋다.'**라고 판단합니다. 종합적으로 봤을 때 유기농 채소의 우위성이 그렇게까지 높지 않으므로 가계 사정을 압박하면서까지 유기농을 고집할 필요는 없습니다. 금전적으로 부담이 될 것 같으면 일반 채소를 택해도 문제는 없겠지요.

01 고통수화복
02 운동
03 독과 단식
04 멘탈
05 영양
06 수면
07 피부
08 틈새니
09 노드밀

불로장수
건강법 36

초가공식품은 총칼로리의 10% 이하로 제한한다

'초가공식품'은 최근 영양학계에서 자주 다루는 주제 중 하나예요. 원재료를 지나치게 가공해 그 원형이 남아 있지 않은 식품을 뜻하며, 성분표에 알 수 없는 단어들이 나열된 **레토르트 식품이나 스낵 과자, 에너지 드링크가 대표적인 예입니다.** 이런 식품이 건강하리라고 여기는 사람은 거의 없겠지만, 최근 그 악영향이 한층 더 불거지고 있어요.

일례로 약 45,000명을 7년간 추적한 프랑스의 관찰 연구에서는 초가공식품의 섭취 열량이 10% 증가할 때마다 조기 사망 위험이 14%나 증가하고, 섭취 열량이 30%를 초과한 경우는 암에 걸릴 위험이 21% 높아진다고 보고되었습니다[20]. '10% 증가'를 구체적인 식품으로 들자면 과당액당포도당이나 설탕이 들어간 350㎖ 주스 캔의 절반, 작은 도넛 1개, 사탕 18개 분입니다. 특별히 과자를 좋아하지 않는 사람도 간단히 넘길 수준이에요.

물론 이는 초가공식품을 날마다 먹을 경우의 수치이므로 **과자나 주스를 가끔씩 즐기는 정도라면 문제 되지 않습니다.** 하지만 초가공식품은 확실히 몸에 해로우므로 '달콤한 과자나 스낵 과자는 총섭취 칼로리의 10% 이하로 제한한다'는 기준을 준수하는 것이 좋겠지요[21].

레벨 4 고기와 생선을 바르게 먹는다

탄수화물 다음은 단백질입니다. 세포와 DNA 회복에 없어서는 안 될 영양소로, 당연히 안티에이징에도 꼭 필요하지요. 단백질도 가급적 칼로리의 질이 높은 식재료를 선택해야 합니다. 여기서도 우수한 식품을 엄선해 소개해 보겠습니다.

불로장수 건강법 37 칼로리의 질이 높은 단백질원을 고른다

우선 식재료를 고르는 법부터 살펴봅시다. 칼로리의 질이 높은 단백질원에는 다음의 특징이 있습니다.

❶ 칼로리당 단백질 및 비타민과 미네랄이 많다.
❷ 단백질 산화를 일으키는 양이 적다.

첫 번째 특징은 더 말할 필요도 없겠지요. 1,000kcal당 20g의 단백질을 함유한 식품과, 10g의 단백질을 함유한 식품이 있다면 당연히 전자 쪽이 우수하다고 판단합니다.

두 번째 특징에서 '단백질 산화(Protein oxidation)'는 관절염이나 알츠하이머 같은 질환과 중요한 연관이 있습니다[22]. 말하자면 쇠가 녹슬 듯이 **단백질도 산소에 의해 노화되어 인체에 악영향을 미치는 것입니다.**

단백질 산화의 원인은 다양합니다. 이를테면 브로일러(병아리를 비육시켜 육용으로 쓰는 닭)처럼 열악한 환경에서 자란 닭은 스트레스 때문에 체내가 산화되기 쉬우며 가공 과정에서 고온을 가하거나, 산소나 빛에 노출되기 쉬운 장소에 고기를 보관한 때에도 열화가 발생합니다. 이 문제를 완전히 방지할 수는 없지만, 섭취한 단백질로 몸이 노화되지 않으려면 반드시 유념해야 할 점이에요.

이러한 관점에서 칼로리의 질이 높은 단백질원의 순위는 다음 쪽에 제시해 두었습니다. 표에서 언급한 1~3위까지의 단백질원을 주 식재료로 삼을 것을 추천합니다. 결코 소고기나 돼지고기가 나쁘다는 뜻은 아니지만, 가끔 즐기는 정도로만 섭취하는 것이 무난하리라 판단합니다.

01 고통스러워북

02 운동

03 독과 단식

04 멘탈

05 영양

06 수면

07 피부

08 탈 세뇌

09 로드맵

1위

달걀흰자 : 단백질 함량이 90%로 많으며 지질과 철분이 포함되어 있지 않다. 평소에는 달걀 껍질에 싸여 있는 덕분에 산화가 발생하기 힘든 우수한 식품이다.

2위

닭가슴살(껍질 제외) : 단백질 함량 80%. 소나 돼지에 비하면 헴철과 지질이 적기 때문에 쉽게 산화되지 않는 성질이 있다. 단, 일부 닭고기는 생육 단계에서 항생제가 남용되는 경우가 많으므로 알레르기 체질인 사람은 무항생제 제품을 고르도록 신경 쓴다.

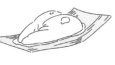

3위

어패류 : 단백질량에는 50~94%의 편차가 있으며 어패류에 함유된 오메가3지방산은 산화되기 매우 쉬운 성분이다.
단백질원으로 어패류를 고를 때는 쥐치, 대구, 돛새치, 보리멸 등 가능한 한 지질이 적은 생선을 고르면 좋다. 하지만 뒤에서도 언급하듯 오메가3지방산 자체는 체내의 염증을 억제해 주는 우수한 성분이므로 고등어나 가다랑어처럼 지질이 많은 생선일지라도 신선하기만 하다면 적극적으로 섭취해도 좋다.

4위

코티지 치즈 : 단백질량 60~80%. 지질과 철분이 적은 만큼 산화는 일어나지 않지만, 제조 과정에서 고온 살균된 경우는 슈퍼마켓 선반에 진열된 시점부터 어느 정도 산화가 진행되고 있을 가능성도 있다. 가급적 저온에서 가공된 제품을 선택한다.

5위

소고기·돼지고기·양고기 : 단백질량은 50~75%로 철분 외에도 미오글로빈이라는 산화 촉진 물질이 다량 들어 있다. 이런 고기는 비계가 많을수록 산화되기 쉬우므로 가급적 지방이 적은 것을 섭취하도록 주의한다.

01 고통수화부

02 운동

03 독과 단식

04 멘털

05 영양

06 수면

07 피부

08 탈 체모

09 로드맵

불로장수 건강법 38 단백질 적정 섭취량을 안다

칼로리의 질이 높은 단백질원을 골랐다면 다음은 하루에 고기나 생선을 '얼마나 먹어야 하는지'를 생각해 봐야 합니다. 앞에서 이미 결론을 말해버렸지만, **'끼니마다 주먹 1.5~2개분의 질 좋은 단백질을 먹는다.'라고 의식하는 정도면 충분합니다.**

그 근거는 이렇습니다. 우선 세계 각 정부 기관이 공표하는 가이드라인을 보면 '하루에 체중(kg)×0.8의 단백질(g)을 섭취하면 건강 유지에 필요한 최저 라인을 충족할 수 있다.'라는 기준을 권장하는 경우가 많으며, 일본의 후생노동성도 비슷한 지침을 내렸습니다. 체중이 60kg인 사람이라면 하루에 닭가슴살을 200g 정도를 먹는다고 생각하면 되지요(닭가슴살 100g에는 대략 24g의 단백질이 들어 있음).

그런데 최근 조사를 통해 기존의 단백질 권장량이 틀렸을 가능성도 제기되었어요. 이의를 제기한 곳은 런던대학교로, 연구팀은 '지표 아미노산 산화법'이라는 최신 조사법을 사용해 인체에 필요한 단백질 적정량을 새롭게 계산했습니다[23]. 오래전부터 사용되어 온 '질소출납(질소평형)법'은 필요한 단백질량이 너무 적은 게 아니냐는 의문이 이전부터 있었기 때문입니다.

과연 결과는 예상대로였습니다. 세계적으로 권장되는 가이드라인이 실제로 필요한 단백질량보다 30~50% 적다는 사실이 밝혀진 것이죠. 새로운 계산법에서는 체중 1kg당 1.5~2.2g의 단백질을 섭취해야 한다고 주장합니다.

물론 한 가지 사례만을 참고하는 것은 위험하지만, 최근 이와 비슷한 데이터가 많이 나오고 있어요. 49건의 선행 연구를 조사한 2018년 메타 분석에서는 **몸을 자주 움직이는 사람에게 적정 단백질량은 체중 1kg당 1일 1.62g이라고 결론 내렸습니다** [24]. 체중이 60kg인 사람이라면 하루에 약 97g의 단백질이 필요하다는 계산이 나옵니다.

여러 데이터를 고려했을 때 현시점에서의 단백질 섭취량은 '체중 1kg당 1.5~2.2g'을 목표로 삼는 것이 좋겠습니다. 계산이 번거롭다면 앞서 말씀드린 끼니마다 주먹 1.5~2개분의 질 좋은 단백질원을 섭취하면 됩니다. 대략적인 기준으로는 충분히 활용할 수 있습니다.

불로장수 건강법 39 **단백질원은 허브 및 향신료와 함께 먹는다**

166쪽에서 언급한 **단백질 산화를 방지하는 수단으로 허브나 향신료를 사용하는 방법도 있습니다.**

한 실험에서 버거의 패티에 다양한 향신료를 뿌리고 경과를 관찰한 결과, 향신료를 사용하지 않은 고기는 약 8일째부터 급격히 산화가 진행된 데 반해 향신료를 사용한 고기는 12일째에도 거의 같은 수준을 유지했습니다[25]. 보존 기간이 길어질수록 향신료의 효과가 큰 듯합니다.

연구에서 실제로 사용된 허브와 향신료를 아래에 정리해 두었으므로 고기나 생선을 먹을 때 취향에 맞춰 곁들여 보세요[26].

단백질 산화를 막아주는 허브와 향신료		
로즈힙	어니언 파우더	마늘
클로브	시나몬	오레가노
로즈마리	생강	흑후추
바질	민트계 전반	강황

불로장수 건강법 40 단백질원은 마리네이드로 먹는다

허브, 향신료와 더불어 마리네이드도 단백질 산화 대책으로 활용할 수 있습니다. 마리네이드는 재료의 풍미를 더하거나 식감을 부드럽게 하기 위해 사용되지만, 사실 안티에이징에도 굉장히 효과적이에요. 소고기를 1시간 정도 마리네이드에 재워 두

01 고통 수 회복

02 운동

03 독과 단식

04 멘탈

05 영양

06 수면

07 피부

08 팀 셀프

09 로드맵

면 그것만으로 **AGEs의 양이 50%나 감소한다는 사실이 밝혀졌습니다** [27]. 'AGEs'는 당과 아미노산이 산화해 생기는 물질로, 체내에 염증을 일으키는 작용이 크기 때문에 체내에 축적되면 당뇨병에 걸릴 위험이 높아지고 뼈나 혈관이 약해지는 문제를 일으킵니다. 마리네이드가 AGEs 방지에 효과적인 이유는 단백질을 적당히 분해해 당을 산화시키기 어려운 상태로 바꿔 주기 때문이에요. 마리네이드는 청주, 레몬즙, 백포도 식초, 토마토주스 등 산성 액체라면 무엇이든 상관없습니다.

더욱이 마리네이드에는 고온에서 조리한 고기에 발생하는 '헤테로사이클릭아민(HCA)'이라는 발암 물질을 줄이는 효과도 있어요. 한 실험에서는 **산성 액체에 담근 고기에서는 HCA가 90% 이상이나 감소했는데 이 점도 주목할 만한 부분입니다** [28].

불로장수 건강법 41 고기와 채소는 늘 함께 먹는다

일부 채소와 과일에 함유된 색소는 단백질 산화와 발암 물질을 줄여 주는 것으로 알려져 있습니다. 가열한 고기를 먹을 때는 되도록 많은 양의 채소나 과일을 곁들여야 합니다. 그중에서도 효과가 뛰어난 채소와 과일은 다음 표에 정리해 두었습니다 [29].

칼로리의 질이 높은 채소와 과일은 단백질 손상에 대한 대책으로도 효과적이라는 점을 기억해 주세요.

01 고통수회복

02 운동

03 독과단식

04 멘탈

05 영양

06 수면

07 피부

08 탈셀프

09 로드맵

단백질 산화와 발암 물질을 줄이는 데 효과적인 채소와 과일	
브로콜리와 양배추 등의 배추과 채소 전반	
로즈힙시금치	파슬리
블루베리	포도
사과	키위
수박	체리

불로장수
건강법 **42** ## 고기와 생선의 고온 조리는 피한다

칼로리의 질이 높은 고기나 생선을 먹을 때 가장 주의할 점은 '고온 조리'의 문제입니다. **단백질은 60도 이상의 열을 가한 시점부터 산화되기 시작해 200도가 넘으면 HCA와 PAHs라는 발암 물질이 급증하기 때문입니다**[30].

바비큐나 튀김 같은 조리법은 안티에이징의 관점에서 보면 유감스럽게도 금기예요. 한 달에 2~3번 정도 즐기는 게 적당합니다.

또한 고기를 조리할 때는 다음 사항에 주의해 주세요.

- **가능한 한 지방이 적은 고기를 고른다** : 고기의 기름기에는 발암 물질인 PAHs가 나오기 쉬운 성질이 있다. 살코기가 많은 고기를 고르거나, 조리 전에 지방은 가급적 제거한다.

- **조리 전에 잘게 자른다** : 가열 시간이 길어질수록 단백질은 산화를 일으킨다. 사전에 고기를 잘게 잘라 조리 시간을 짧게 하는 것이 좋다.

- **진공 저온 조리한다** : 가장 훌륭한 고기 요리법은 '진공 저온 조리'다. 밀봉한 고기에 서서히 열을 가하기 때문에 산화를 일으키기 어렵고, 닭가슴살이라도 촉촉하게 먹을 수 있다는 이점이 있다. 인터넷을 찾아보면 진공 저온 전용 조리기(일명 수비드 머신)를 구매할 수 있다. 진공 저온으로 조리하기 귀찮다면 **최대 100~150도의 화력을 사용해 레어나 미디움으로 먹길 권한다.** 웰던까지 익히면 HCA나 PAHs의 양이 3.5배가량 증가하므로 주의를 기울여야 한다. 만약 고기가 탔다면 탄 부분을 칼로 제거한다.

01 고통수치부

02 운동

03 독과 단식

04 면역

05 영양

06 수면

07 피부

08 탈 · 세포

09 모 · 근육

불로장수 건강법 43 가공육 섭취는 가급적 줄인다

고온 조리와 더불어 주의할 것이 가공육입니다. 햄, 소시지, 베이컨, 살라미처럼 가공 처리한 고기 제품을 말하며 인젝션육(성형육) 등 소의 지방을 고기에 주입한 식품도 포함됩니다.

가공육의 악영향을 보여주는 데이터는 많습니다. 일례로 국제 암 연구소에서는 800건 이상의 과거 논문을 근거로 '가공육을 1일 50g 지속적으로 먹으면 결장직장암에 걸릴 위험이 18% 증가한다.'라고 발표했습니다[31]. 14년에 걸쳐 29,682명을 관찰한 연구에서도 일주일에 두 끼분의 가공육을 먹은 사람은 심질환이나 염증을 앓을 위험이 7% 증가한다고 계산하고 있습니다[32]. '두 끼분의 가공육'은 대략 슬라이스 햄 4장, 또는 소시지 2개분의 양으로 생각보다 허용량이 적습니다.

하지만 일본 후생노동성의 조사에 따르면 일본인의 가공육 섭취량은 1일 약 13g 정도라서 **햄이나 소시지를 굉장히 좋아하는 사람이 아니고서야 이 정도만 유지해도 큰 문제는 없어요.** 가공육은 상당히 위험하다는 인식만 머릿속에 저장해 두세요.

※ 국민건강영양조사(2016년) 자료를 토대로 우리나라 국민의 가공육 섭취 실태를 조사한 결과에 따르면, 가공육 1일 섭취량은 10.3g으로 추산되었다.

유청 단백질은
중금속이 적은 제품을 고른다

입이 짧은 사람은 고기나 생선만으로는 필요한 단백질량을 채우지 못하는 경우도 있습니다. 그럴 때는 시중에서 판매되는 '유청 단백질(웨이 프로틴) 보충제'를 사용해도 상관없습니다. 단백질 보충제라고 하면 근육 증량에 사용할 것 같은 이미지가 크지만, 최근에는 그 밖의 장점들도 주목받고 있습니다.

- **식욕이 줄어든다** : 원래 단백질은 식욕을 억제하는 효과가 커서 유청 단백질에도 같은 효과를 기대할 수 있다. 총섭취 칼로리의 25~30%를 단백질로 구성한 실험에서는 피실험자의 식욕이 60% 줄었으며, 최종적으로 1일 식사량이 평균 450kcal 정도 감소했다는 보고도 있다[33, 34].

- **몸의 산화를 억제한다** : 유청 단백질에 함유된 성분에는 **항산화 작용이 높은 물질인 글루타티온을 생성하는 작용이 있다.** 몇 몇 연구에 따르면 유청 단백질을 섭취하면서 운동한 그룹은 체내 산화가 유의미하게 감소했으며 안티에이징 효과도 좋았다[35].

- **중성지방과 나쁜 콜레스테롤 개선** : 비만 여성이 1일 27g의 유청 단백질을 12주 동안 섭취한 실험에서 **중성지방과 나쁜 (LDL) 콜레스테롤이 감소하는 현상이 발견되었다**[36]. 단백질을 섭취한 덕분에 체형이 개선된 것으로 추측된다.

이처럼 유청 단백질은 많은 가능성을 내포하지만, 한 가지 주의해야 할 점이 있습니다. 바로 일부 상품에는 중금속이 들어 있을지도 모른다는 점입니다.

중금속은 납, 비소, 카드뮴 등의 고밀도 금속을 가리키는데, 평소 우리가 하는 식사를 통해 조금씩 체내에 축적되고 있어요. 모두 독성이 높아 원인 모를 컨디션 저하나 피부염, 알레르기 등을 유발하는 원인이 됩니다.

단백질 보충제도 예외는 아닙니다. 영국 러프버러대학교가 시행한 테스트에서도 시판 상품에서 비소, 납, 카드뮴, 수은이 적잖게 검출되었습니다[37]. 안티에이징을 고려할 때 그냥 지나칠 수 없는 부분이지요.

실로 어려운 문제지만 현시점에서 중금속이 적은 프로틴 파우더를 고를 때는 'Clear Label Project'나 'Labdoor'와 같은 제3자 기관의 검사를 마친 상품을 고르는 것이 가장 좋습니다. 이 기관들은 독자적으로 중금속 검사를 진행해 기준치를 밑돈

01 고통 수 화목
02 운동
03 독과 단식
04 멘탈
05 염증
06 수면
07 피부
08 탈 셀 뇌
09 노 드 맵

상품을 공개하고 있습니다.

- 마이프로틴(Myprotein) 임팩트 웨이 프로틴 아이솔레이트
- 이소퓨어(Isopure) 웨이 프로틴 아이솔레이트
- 다이마타이즈(Dymatize) ISO-100
- 바이오켐(Biochem) 100% 웨이 아이솔레이트 프로틴
- 자로우 포뮬러스(Jarrow Formulas) 그래스페드 프로틴

국내 인터넷 쇼핑몰이나 '아이 허브(iHerb)' 같은 해외 쇼핑 사이트에서 구할 수 있습니다. 어디까지나 양질의 고기와 생선을 단백질원으로 삼되, 하루 필요량에 못 미치는 부분을 보충하기 위한 용도로 사용하기 바랍니다.

레벨 5　기름과 지방에 신경 쓴다

탄수화물과 단백질 섭취의 핵심을 파악했다면 남은 것은 당연히 지질이겠지요. 인체의 에너지원일 뿐만 아니라 호르몬과 세포의 재료로 쓰이는 중요한 영양소이므로 안티에이징에서 빠질 수 없습니다. 그럼 핵심 포인트를 살펴볼게요.

불로장수 건강법 45 칼로리의 질이 높은 지질의 조건을 안다

'칼로리의 질이 높은 지질'의 조건은 다음과 같습니다.

❶ 칼로리당 항산화 물질과 폴리페놀이 풍부할 것

❷ 거의 가공되지 않은 상태로 여분의 첨가물이 들어 있지 않을 것

중요한 것은 두 번째 조건으로, 시판되는 대두유와 옥수수유 처럼 상품화 과정에서 여러 가지 가공을 거친 상품은 고열과 화학 처리 때문에 산화를 일으키기 쉽다는 문제가 있습니다. 이런 상품은 가게 진열대에 오른 시점에 이미 산화가 진행되고 있을 가능성이 커 보통은 권하지 않습니다.

이러한 기준에 비추어 추천하는 식품은 아래와 같습니다.

칼로리의 질이 높은 지질을 함유한 식품		
고지방 어패류 고등어, 연어, 정어리, 참치, 뱀장어, 뱅어		
방목 소	달걀	아보카도
코코넛	카카오	아마씨
치아시드	견과류 전반	다크초콜릿

모두 양질의 지방이 풍부하며 항산화 물질과 폴리페놀, 식이 섬유 등을 다량 함유한 우수한 식품입니다. **특히 어패류는 인체를 젊게 만드는 효과가 커서 수십만 명의 참가자를 대상으로 한 메타 분석에서도 연어, 청어, 고등어, 정어리 등을 일주일에 1~2끼분 먹었을 때 지방으로 인한 심장병 발병률이 36% 줄어드는 것으로 나타났습니다** [38]. 꼭 식단에 추가해 보세요.

불로장수 건강법 46 · 어패류의 오염물질 대책은 골고루 먹는 것

생선의 지방은 몸에 매우 좋지만 '오염물질은 문제없는 걸까?' 하고 걱정하는 사람도 있을 거예요.

물론 많은 해양 생물이 바다 속의 수은이나 폴리염화바이페닐(PCB), 다이옥신 등의 유해물질에 노출되기 때문에 인체의 신경계나 심혈관에 손상이 갈 우려가 있습니다. 미국 터프츠대학교가 환경보호청의 데이터를 검토한 연구에서는 10만 명에 달하는 사람이 양식 연어를 일주일에 2회씩 70년간 먹었을 때 암으로 인한 사망자가 24명 더 늘어난다고 결론지었습니다 [39].

왠지 생선이 꺼려지게 될 듯한 데이터지만, 다행히 이야기는 이것으로 끝나지 않습니다. 이 조사에 따르면 **생선을 정기적으로 섭취한 결과 심장병 사망자가 7,000명이나 감소했다는 보고도 있기**

때문이에요. 혈관을 젊어지게 하는 생선의 효과는 거의 입증된 사실이기에 이 장점을 버리면서까지 어패류를 피하는 것은 바람직하지 않겠지요. 모든 것은 밸런스의 문제이므로 특정 생선만 고집하지 말고 폭넓은 종류를 섭취해 위험을 분산시키는 것이 좋습니다.

구체적으로 돛새치, 참치, 쥐치, 도미, 방어, 쏨뱅이는 다른 생선보다 수은 함량이 높지만 한 끼에 80g씩 일주일에 한두 번 먹는 정도는 괜찮습니다. 수은 함량이 높은 생선을 먹은 후에는 다른 해산물을 3~5회 먹는 식으로 하면 좋습니다.

일일이 따지기 피곤하다면 **'큰 생선을 먹었으면 작은 생선을 먹는다. 붉은 살 생선을 먹었으면 흰 살 생선이나 조개류, 새우, 오징어, 문어를 먹는다.'** 정도로 생각해도 무난해요. 어패류를 골고루 먹어 위험을 분산시켜 주세요.

불로장수
건강법 **47**

요리 기름은 올리브 오일이나 코코넛 오일을 사용한다

요리에 사용하는 기름도 안티에이징을 좌우하는 중요한 요소입니다. **칼로리의 질이라는 관점을 고려한다면 사용해야 할 기름은 올리브 오일과 코코넛 오일, 이 두 가지로 압축됩니다.** 두 오일의 효능을 간단히 살펴볼까요?

01 고통 순화부
02 운동
03 독과 단식
04 멸탈
05 영양
06 수면
07 피부
08 탈 세뇌
09 드그맵

• **올리브 오일** : 100g당 약 62mg의 폴리페놀이 들어 있는데 이 수치는 수많은 요리 기름 중에서도 최고 수준이다. 콜레스테롤이 제로이므로 **가열로 인해 산화된 지질이 혈관을 노화시킬 걱정도 없다** [40]. 사르데냐섬의 고령자들이 주로 사용하며 지중해식(154쪽)에서도 권장되는 우수한 기름이다.

• **코코넛 오일** : 비타민 E와 폴리페놀이 풍부하며 가열 시 올리브 오일보다 영양 성분이 덜 파괴된다는 특징이 있다. 다중불포화지방산이 적어서 열에 산화되기 어렵다는 장점도 있다. 아마존의 치마네족이 즐겨 먹는 중요한 지질원이기도 하다.

두 가지 모두 산화에 강하며 폴리페놀 등의 성분을 함유한 우수한 오일입니다. 볶음이나 구이 요리를 할 때 좋아하는 쪽을 사용해 주세요.

한편 안티에이징에 바람직하지 않은 기름은 대두유, 옥수수유, 홍화유, 카놀라유 같은 종자계 기름입니다. 모두 제조 과정에서 고열 및 유기용매 처리를 하기 때문에 불포화지방산이 산화되기 쉽고, 만성적으로 사용하면 심장병에 걸릴 위험이 높아집니다 [41]. 그런데도 종자계 기름을 사용하겠다면 '콜드프레스

제법'이나 '저온 압착'이라고 쓰인 제품을 골라 주세요.

하지만 올리브 오일과 코코넛 오일에도 약점은 있습니다. 바로 둘 다 발연점이 낮다는 거예요. 발연점이란 기름에서 연기가 나기 시작하는 온도를 말하며, 둘 다 200도를 넘긴 시점부터 점점 열을 견딜 수 없게 됩니다. 쉽게 말해 고온에 약한 셈이지요.

그러므로 튀김 요리가 먹고 싶을 땐 라드(돼지기름), 소기름, 기 (오래전부터 인도를 중심으로 한 남아시아에서 제조되어 식용으로 사용하는 버터 오일의 한 종류) 같은 동물성 기름을 사용하세요. 발연점이 높아 열화되기 어려우므로 고온 조리에 적합합니다. 사실 애초 고온 요리는 피하는 것이 가장 좋긴 하지만요.

반대로 **열을 전혀 가하지 않고 드레싱이나 소스로만 사용할 거라면 아마인유나 대구간유 등을 추천합니다.** 산화되기 쉬운 가열 조리에는 적합하지 않지만, 양질의 불포화지방산과 비타민을 함유하고 있습니다.

참고로 일각에서는 코코넛 오일과 올리브 오일을 그냥 먹으라든지 커피나 차에 넣어 먹으라는 건강법을 추천하고 있지만, 이런 방법이 몸에 이롭다고 증명해 주는 양질의 데이터는 존재하지 않아요. 게다가 코코넛 오일은 포화지방산이라서 과도하게 섭취하면 나쁜 콜레스테롤이 증가하는 것으로 알려져 있습

01 고통·소화불
02 운동
03 독과 단식
04 멘탈
05 영양
06 수면
07 피부
08 탈·세면
09 모드맵

니다 [42]. 오일은 어디까지나 요리를 위해서만 사용하길 바랍니다.

요리용 오일은 '진짜'를 고른다

올리브 오일과 코코넛 오일은 훌륭한 요리 기름이지만, 모두 심각한 문제를 안고 있습니다. 그것은 어떤 오일이든지 간에 소비자가 우수한 상품을 고르는 것이 어렵다는 점입니다.

사실 올리브 오일은 일본과 다른 나라의 기준이 달라 해외에서는 '질이 낮다'라고 판단되는 상품이라도 일본에서는 '엑스트라버진'이라는 이름으로 출시됩니다. JAS(일본농림규격) 기준에서는 산도 2.0% 이하는 '엑스트라버진 올리브 오일'로 분류하기 때문입니다.

앞서 살펴본 대로 올리브 오일은 폴리페놀 함량이 중요한데 이는 생산지나 제조법에 따라 크게 달라집니다. 오일의 폴리페놀양을 명확히 기재하고 있는 상품이 적어서 소비자가 아무리 성분표를 들여다본다 한들 제대로 판단할 길이 없습니다.

코코넛 오일은 그런 점에서 더욱 심각합니다. 명확한 품질 기준이 없어 어떻게 해서 제품에 '엑스트라버진'이라는 이름이 붙었는지, 그 제품이 진짜 맨 처음 착즙한 것을 저온에서 압착한 것인지를 종합적으로 판단하기란 거의 불가능합니다.

어려운 문제지만 여기서도 177쪽과 마찬가지로 '**Clean Label Project**'와 '**Consumer Lab**'이라는 **제3자 기관이 제공한 정보를 참고하길 바랍니다.** 둘 다 상품 퀄리티 조사에 정평이 난 단체로 오일의 폴리페놀 함유량과 중금속 오염 수준 등을 정기적으로 조사하고 있습니다.

참고로 몇 가지 추천 브랜드를 소개해 놓았습니다. 다음 쪽에 제시된 상품은 카프릴산과 카프르산 등의 건강 성분이 풍부하며 중금속 문제도 없습니다. 모두 저온 압착이나 수증기로 정제하는 방식을 취하고 있으며 안정성이 높다는 장점이 있습니다.

※ 국제올리브오일협회(IOOC)에서는 산도, 정확히는 FFA(Free Fatty Acid, 유리 지방산) 0.8% 이하의 고품질 올리브 오일에 '엑스트라버진(Extra Virgin)'을 부여한다. 그리고 그보다 한 단계 아래인 FFA 2% 이하의 오일은 '버진(Virgin)'을 부여한다. 우리나라 역시 이에 따라 올리브 오일의 등급 표시를 하고 있다.

01 고통수화부
02 운동
03 독과 단식
04 멘탈
05 영양
06 수면
07 피부
08 탈모세트
09 프드맵

올리브 오일

- **커클랜드(KIRKLAND) 오가닉 엑스트라버진 올리브 오일**
  → 폴리페놀 함량 369ppm

- **콜라비타(COLAVITA) EXV 올리브 오일** → 폴리페놀 함량 315ppm

- **가르시아(GARCIA) 올리브 오일** → 폴리페놀 함량 330ppm

- **감동 올리브 오일, 디에볼레 콜라티나(DIEVOLE CORATINA)**
  (일본 연예 기획사 아뮤즈가 해외 생산자와 소통하며 직수입하는 엑스트라
  버진 올리브 오일)
  → 폴리페놀 함량 434ppm

- **카사스 디 후알도 아르베퀴나(Casas D Huald Arebequina)**
  → 폴리페놀 함량 463.5ppm

- **콰트로 오레 프란토이오 레치노 올리오(4 ore Frantoio Leccino olio)**
  엑스트라버진 올리브 오일 → 폴리페놀 함량 437.5ppm

 엑스트라버진 올리브 오일의 폴리페놀양은 보통 100~250ppm이므로 위
제품이 얼마나 우수한지 알 수 있다. 폴리페놀양은 해마다 달라지므로 절대
적인 수치는 아니지만, 모두 정평이 난 제품으로 품질 면에서는 큰 차이가
없을 것이다.

코코넛 오일

- **커클랜드(KIRKLAND) 유기농 코코넛 오일**

- **네이처스 웨이(Nature's Way) 액체 코코넛 프리미엄 오일**

- **누티바(Nutiva) 유기농 코코넛 오일**

- **가든 오브 라이프(Garden of Life) Dr. Formulated Brain Health 100% 오
  가닉 코코넛 MCT 오일**

- **발린스(Barlean's) 오가닉 버진 코코넛 오일**

- **스포츠 리서치(Sports Research) 오가닉 코코넛**

06

수면

오늘부터 시작!
약에 의존하지 않는
숙면 체질 만들기

요법 2 **멀티플 휴식** ▶ 피부. 숙면. 비만 예방

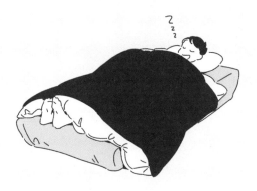

질 높은 식사로 몸을 치유했다면 이번에는 몸을 제대로 쉬게 하는 방법을 살펴볼 차례입니다. '멀티플 휴식'은 **행동, 인지, 환경, 영양 등 모든 측면에서 우리의 육체가 확실히 회복되도록 구성한 휴식법**이에요. 우선 핵심 포인트인 '수면'을 바로잡아 몸 내부부터 치유해 보자고요.

수면의 중요성을 의심하는 분은 아마 없을 거예요. 잠이 부족한 다음 날은 누구나 심신이 찌뿌둥하기 마련이고, 안티에이징에 수면이 얼마나 중요한지 보여주는 데이터도 많습니다.

최근 사례 중에는 미국 유니버시티 호스피털즈(University Hospitals)의 연구가 유명합니다. 연구팀은 여성 60명에게 자외선을 노출시켜 피부 장벽을 파괴했습니다. 그러고 나서 72시간 후 전원의 피부를 조사했더니, 수면의 질이 낮은 사람은 피부 회복력이 30% 저하되었고 3일이 지나도 원상태로 돌아오지 않았습니다 [43]. 뿐만 아니라 평소 잠이 부족한 여성은 비만율이 20% 높은 경향도 관찰됨에 따라 수면이 외모에 미치는 영향력을 다시 한 번 확인했습니다.

한편 누구나 수면의 중요성을 인식하고 있다지만, 여전히 잠 때문에 어려움을 겪는 사람이 많은 것이 현실입니다. 일본 역시 세계 여러 나라 중에서도 수면 부족이 심각한 나라로 알려졌으며, OECD 조사에 따르면 매일 밤 6시간도 채 못 자는 사람이 전체 인구의 40%를 차지합니다.

물론 출퇴근 시간이 길거나 잔업이 많은 등 특유의 현실적인 여건 탓도 있겠지만, 애초 숙면에 대해서 '이것만 하면 OK'라는 테크닉이 없다는 것도 주요 이유 중 하나겠지요.

잠을 푹 자는 데는 **적절한 영양, 침실 환경, 잠에 대한 뇌의 해석,** 나아가 '**인생의 의미를 얼마나 느끼고 있는가?'와 같은 장대한 요소까지 관련되어 있다는 점이 밝혀졌습니다.**

최고의 숙면이 목표라면 할 수 있는 것은 모두 시도해 보는 수밖에 없습니다. **영양과 인지 등 모든 측면을 개선해 수면의 질을 기본부터 서서히 높여 가야 합니다.** 그럼 레벨별로 구체적인 대책을 살펴보자고요.

※ 우리나라 역시 '수면 부족 국가'. 2016년 OECD 통계에 따르면 한국인의 수면 시간은 하루 7시간 41분이며, OECD 회원국 평균(8시간 22분)보다 41분 부족한 수치로 OECD 국가 중 최하위였다.

01 고통↔회복

02 운동

03 독과 단식

04 멘탈

05 영양

06 수면

07 피부

08 탈세포

09 로드맵

레벨1 슬리프 체크 리스트

거듭 말하지만 수면에는 어느 한두 가지 방법이 아니라 할 수 있는 건 모두 해 보는 수밖에 없습니다. 저는 '슬리프 체크 리스트'를 제안하고 싶습니다.

불로장수 건강법 49 숙면의 기초를 파악한다

슬리프 체크 리스트는 미국 국립수면재단과 뉴트리 사이언스 (Nutri Science) 등의 기관이 '숙면에 꼭 필요한 요소'로 꼽은 항목을 약간 수정한 것입니다[44]. '매일 같은 시간에 잠자리에 든다.'라는 기초적인 조언부터 '브레인 덤프를 한다.'와 같은 생소한 테크닉까지, 많은 연구자가 수면 개선에 꼭 필요하다고 판단한 방법을 25가지 항목으로 정리했습니다.

먼저 다음 쪽의 체크 리스트를 대강 훑어보고 자신이 수면의 기본 지식을 얼마만큼 파악하고 있는지 확인해 보세요. 개중에는 처음 들어본 테크닉이 있을 수도 있는데, 자세한 내용은 뒤에서 설명할 거예요(항목 끝에 기재된 쪽 수를 참고).

현재 자신의 수면 레벨을 파악했다면, 다음은 체크 리스트의 각 항목에 대한 구체적인 실천법을 소개하겠습니다.

수면의 기본 지식을 알 수 있는 '슬리프 체크 리스트'

수면 환경 체크	
침실 온도는 18~19도로 한다. (194쪽)	+1
침실에 시계가 있다. (195쪽)	-1
날이 어두워지면 실내조명은 10럭스(상영 전 영화관 정도의 밝기) 수준으로 낮춘다[45].	+1
차광 커튼 등으로 침실에 드는 빛을 완벽히 차단한다[46].	+1
잠들기 전에 스마트폰 등 빛이 나는 기기를 사용한다[47].	-1
잠들기 전에 환기를 충분히 시킨다. (195쪽)	+1
잠들기 3시간 전부터 황색 렌즈의 선글라스를 낀다. (197쪽)	+1
잠잘 때 수면안대와 귀마개를 사용한다[48].	+1
합계	점

수면 행동 체크	
아침부터 낮까지 최소 10분은 햇볕을 쬔다[49].	+1
전날 밤에 잠을 잘 이루지 못한 경우는 오전 중에 5~30분 낮잠을 잔다[50].	+1
하루의 마지막 식사는 잠들기 2~3시간 전까지는 마친다[51].	+1
저녁 식사 때 단백질을 충분히 섭취한다. (200쪽)	+1
1일 40g 이상의 식이섬유를 섭취한다. (202쪽)	+1
취침 전에 알코올을 마신다[52].	-1
오후 3시 이후에 카페인을 섭취한다[53].	-1
취침 1~2시간 전에 40~43도의 물로 샤워를 한다. (199쪽)	+1
잠들기 3시간 전까지 스트레칭이나 걷기 등 가벼운 운동을 하루에 최소 30분씩 한다[54].	+1
합계	점

01 고통 수 확복
02 운동
03 독과 단식
04 멘탈
05 영양
06 수면
07 피부
08 몸 세포
09 로드맵

수면 인지 체크	
반드시 정해진 시간에 일어난다[55].	+1
반드시 정해진 시간에 잔다.	+1
하루에 한 번 15분 이상 명상을 한다. (206쪽)	+1
스트레칭이나 명상 등 취침 전에 꼭 하는 루틴이 있다[56].	+1
침대에서 책을 읽거나 게임을 하는 등 침구를 수면 이외의 용도로 사용한다[57].	-1
잠들기 30분~1시간 전에 브레인 덤프를 한다. (209쪽)	+1
수면 일기를 쓴다. (211쪽)	+1
'인생의 의미'에 대해 정기적으로 생각한다. (214쪽)	+1
합계	점

각 항목의 점수를 모두 더한다. 최종 점수에 대한 판단은 아래와 같다.

0~5점	숙면 레벨이 평균보다 낮다. 바로 실천할 수 있는 항목을 2~3개 골라 생활에 조금씩 적용해 본다.
6~10점	숙면 레벨이 평균이다. 행동, 환경, 인지라는 세 가지 측면 중에 특히 자신의 생활에 부족한 항목을 골라 시작해 본다.
11~15점	숙면 레벨이 평균보다 높다. 리스트 중에서 자신이 가장 서툴다고 느끼는 항목을 골라 실행에 옮긴다.
16~20점	숙면 레벨이 매우 양호하다. 더 높은 목표를 지향한다면 '인생의 의미'와 '명상'과 같은 인지계 활동을 늘리는 방법을 추천한다.

다만 '자기 전 카페인을 섭취하지 않는다.', '침실을 되도록 어둡게 한다.', '낮에는 운동으로 몸을 피곤하게 한다.'와 같이 거의 상식처럼 알려진 항목은 자세히 설명하지 않고 책 말미의 참고문헌으로 간단히 실증 데이터만 소개한 점을 양해 부탁드립니다.

01 고통↔회복

02 운동

03 독과 단식

04 멘탈

05 영양

06 수면

07 피부

08 탈 세뇌

09 로드맵

레벨 2 수면 환경 개선하기

가장 쉬운 수면 개선법은 환경을 바꾸는 거예요. **침실 소음을 귀마개로 차단하고 외부에서 들어오는 빛을 수면안대로 가리거나 자기 전에 환기를 시키는 등 작은 변화로 커다란 개선을 기대할 수 있는 점이 매력입니다.** 그럼 실천 포인트를 살펴볼게요.

불로장수 건강법 50 침실 온도는 18~19도로 한다

우리의 체온은 보통 취침과 함께 낮아지기 시작해 오전 5시경까지 내려갑니다. 체내의 열이 방출된 덕분에 신체 활동이 느려지면서 졸음을 부르는 것이죠.

하지만 **실내 온도가 너무 높으면 체온이 잘 조절되지 않아 수면의 질이 떨어지게 돼요.** 실내 온도와 수면의 관계에 대해서는 하버드와 케임브리지대학교가 여러 가지 조사를 시행했습니다. 765,000명을 대상으로 한 조사 결과 '**침실 온도는 18.3도 근처로 유지하는 것이 이상적**'이라고 판단했습니다[58].

추위를 타서 18도로 설정하면 추워서 잠을 못 잔다는 사람이 있을 수 있는데 냉증과 체온은 별개의 이야기예요. **냉증은 몸의 표면에 혈액이 충분히 돌지 않은 상태이며, 추위를 타는 사람도 심부**

체온을 낮추지 않으면 역시 잠들기 어렵습니다. 그러므로 실내는 약간 선선한 정도의 온도를 유지해 주세요.

불로장수 건강법 51 침실에는 시계를 두지 않는다

잠자리에 누워도 쉽게 잠들지 못하는 사람은 시계를 모두 치우는 것도 방법입니다. 벽시계는 물론 손목시계처럼 시간을 알리는 모든 것을 치워 주세요.

이유는 간단해요. **잠을 쉽게 이루지 못하는 사람이 잠이 안 오는 상태에서 시계를 보게 되면 '이런 시간에 아직도 깨어 있다니……' 하는 불필요한 불안이 강해지기 때문**입니다. 더욱이 현대인에게 시계란 기상을 상징하는 의미가 강해서 밤중에 시계를 보는 것만으로도 각성 수준이 높아지는 경우가 흔합니다 [59].

밤중에 괜한 불안을 느끼지 않기 위해서라도 침실에서 시계를 치워 보는 건 어떨까요?

불로장수 건강법 52 자기 전에 충분히 환기한다

수면을 방해하는 문제로 **이산화탄소도 빼놓을 수 없습니다.** 침실 환기가 수면의 질을 크게 좌우한다는 것은 잘 알려진 사실이에

01 고통 수 화부

02 운동

03 독자 단식

04 엠틸

05 영양

06 수면

07 피부

08 탈 세 모

09 포드밀

요. 덴마크공과대학교의 실험에 따르면 환기를 하지 않은 방에서 일주일간 지낸 피실험자는 모두 **다음 날 기분이 저하되고 낮에 졸음이 밀려왔습니다.** 한편 환기한 방에서 지낸 피실험자는 집중력이 올라가고 논리적 사고력을 묻는 테스트 성적까지 높았다고 해요[60]. 실내의 이산화탄소량으로 수면의 질이 크게 달라졌음이 분명합니다.

저는 침실에 이산화탄소 측정기를 설치해 이산화탄소 농도가 1,000ppm을 초과하지 않도록 조절하고 있지만, 꼭 이렇게까지 할 필요는 없어요. **자기 전에 5~10분 정도 창문을 열어 두는 정도로도 문제없습니다**[61]. 그것만으로도 수면의 질은 확실히 좋아진답니다.

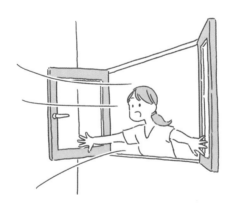

01 고통수회복

02 운동

03 독과단식

04 멘탈

05 영양

06 수면

07 피부

08 탈습관

09 로드맵

불로장수 건강법 53 앰버 선글라스를 쓴다

밤에는 침실의 밝기를 10럭스 이하까지 어둡게 하는 것이 기본 중의 기본이에요. 그동안 이렇게 하지 않았다면 조광 기능이 딸린 조명을 사용하거나 간접 조명으로 밝기를 조절해 보세요.

그런 다음 '앰버 선글라스'를 사용해 보기 바랍니다. **황색 렌즈의 선글라스로 원래는 스키 등에 사용하는 아이템이지만, 전자 기기나 형광등에서 나오는 블루라이트를 차단해 뇌의 각성을 막는 기능도 있어요.**

블루라이트의 폐해는 이미 많이들 알고 있을 테지요. 수면의 질을 떨어뜨리는 최대 원인이며 밤중에 이 빛에 계속해서 노출되면 수면 호르몬이 제대로 분비되지 않습니다[62, 63].

최근 들어 앰버 선글라스에 관한 연구도 진행되었습니다. 한 테스트에 따르면 황색 렌즈 선글라스를 착용하고 일주일간 지낸 피실험자는 입면 시간이 7분 앞당겨졌으며 수면의 질과 다음 날 집중력도 좋아졌습니다[64]. 다른 연구에서도 대략 취침 3시간 전에 앰버 선글라스를 착용하면 수면 개선 효과를 얻을 수 있다고 보고된 바 있어요[65].

'DUCO 스포츠 선글라스', 'Uvex S1933X' 등 저렴한 브랜드로 시작해 보길 바랍니다.

수면 환경 개선 옵션

불로장수 건강법 54 무거운 담요를 덮는다

좀 더 잠을 푹 자고 싶은 사람을 위한 옵션도 소개할게요. 앰버 선글라스와 더불어 근래 새롭게 떠오르는 숙면 아이템이 바로 **'무거운 담요'**입니다. 말 그대로 무게감이 있는 담요를 뜻하며, 체중 **45~70kg인 사람은 7kg 전후의 담요를 사용할 것을 권장합니다.** 보통의 담요 무게가 2kg 남짓인 걸 감안하면 상당한 무게지요.

이런 담요를 덮고 자면 왠지 악몽을 꿀 것 같지만 '무거운 담요가 수면의 질을 높인다'는 데이터가 급증하고 있어요. 구체적인 효과로는 **기상했을 때 푹 잔 것 같은 느낌, 수면 무호흡 개선** [66]**, 수면 시 불안감 저하** [67]**, 입면 시간 단축과 야간 각성 감소 등이 보고되고 있어 숙면 아이템으로 활용해 볼 가치는 충분히 있습니다.**

무거운 담요가 수면의 질을 높이는 이유는 단순해요. **아늑한 느낌이 증가**함에 따라 안정감이 높아지기 때문이에요. 그런 의미에서 본다면 불안이나 스트레스에 취약한 사람일수록 무거운 담요의 장점을 더 쉽게 얻을 수 있겠지요. 스트레스 등으로 숙면하지 못하는 사람은 한번 써 보길 바랍니다.

01 고통∙쇠약

02 운동

03 독과 단식

04 멘탈

05 영양

06 수면

07 피부

08 탈 세 뇌

09 로드맵

레벨3 수면 행동 개선하기

환경을 조절했다면 다음으로 수정해야 할 사항은 '행동'입니다. 환경을 개선하는 것보다 더 수고스럽지만 그만큼 효과는 절대 적이에요. 여기서는 행동의 난이도와 효과가 적절히 균형을 이루는 테크닉을 소개하겠습니다.

불로장수
건강법 55 **입욕 온도와 시간대로 숙면을 부른다**

자기 전 입욕이나 샤워로 몸을 따뜻하게 데우는 방법은 숙면을 위한 조언에서 단골로 나오는 이야기지요. 몸을 데우는 것만으로도 취침 시 체온이 내려가 194쪽과 같은 메커니즘이 작동해 잠들기가 수월해집니다.

2019년 미국 텍사스대학교 연구팀이 메타 분석을 통해 이 조언의 효과를 최대화하는 방법을 조사했어요 [67]. 17건의 선행 연구를 바탕으로 '숙면 레벨을 높이는 최고의 샤워법'을 조사해 모든 데이터를 정리한 결과 **'잠들기 1시간 반~2시간 전에 40~43도의 물에 몸을 담그거나 5~10분 정도 샤워하는 것이 가장 좋다'**는 결론을 내렸습니다. 이 가이드 라인을 준수하면 입면 시간이 평균 10분 정도 단축된다는 보고가 있으니 쉽게 잠을 이루지 못하는 사람은 시도해 보면 좋겠습니다.

달리 이해하면 몸을 데우고 나서 체온이 내려가기까지 평균 90분 정도가 걸리기 때문에 자기 직전에 샤워나 입욕을 하면 수면에 악영향을 끼칠 수도 있어요. 이 점은 주의하기 바랍니다.

불로장수 건강법 56 단백질 섭취로 숙면을 부른다

수면의 질을 높이기 위해서는 자기 전에 적당량의 단백질을 섭취하는 것도 중요해요[70]. **단백질에는 수면 호르몬의 재료가 들어 있어 체내에 그 양이 충분치 않으면 밤이 되어도 좀처럼 졸리지 않습니다.**

참고할 만한 자료는 싱가포르국립대학교 등이 진행한 메타 분석입니다[71]. 연구팀은 15건의 관찰 연구와 4건의 무작위 비교 실험(RCT)을 자세히 분석해 밤에 푹 자는 사람과 그렇지 못한 사람의 차이를 비교했는데 그 결과 두 가지 핵심을 뽑아 냈습니다.

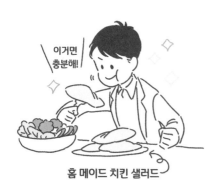

이거면 충분해!

홈 메이드 치킨 샐러드

- 푹 자는 사람일수록 단백질 섭취량이 많으며 단백질 섭취량이 적은 사람보다 수면 시간이 약 12% 길다.
- 총섭취 열량의 25~30% 정도 단백질을 섭취하면 숙면에 더욱 도움이 된다.

구체적으로는 1일 유지 칼로리(104쪽)가 2,000kcal인 사람이 수면의 질을 높이려면 약 500~600kcal 분량의 단백질을 섭취해야 한다는 계산이 나옵니다. **그램으로 환산하면 1일 125~150g으로, 의식해서 단백질을 많이 섭취하지 않으면 달성하기 어려운 수준입니다**(껍질을 제거한 닭가슴살 약 600g). 고단백질 식사에 익숙하지 않은 사람은 체중 1kg당 1.2~4g의 단백질을 섭취해 수면의 질이 개선되었는지 확인해 보기 바랍니다.

01 고중성→화부

02 운동

03 독자단식

04 멘탈

05 영양

06 수면

07 피부

08 탈모세뇌

09 모드맨

식이섬유가 몸에 좋다는 사실은 상식이지만, 수면 개선 효과가 있다는 점은 의외로 잘 모르는 사람이 많아요. 2016년의 한 실험에서는 피실험자에게 연구팀이 준비한 식사를 4일간 제공한 결과, **식이섬유를 많이 섭취한 그룹일수록 수면의 질이 높고 다음 날 피로감도 크게 줄었습니다.** 한편 빵이나 동물성 지방을 많이 섭취한 피실험자는 얕은 잠을 자거나 야간 각성도 쉽게 증가하는 경향이 확인되었습니다[72]. 바꿔 말하면 과자나 기름기 많은 스테이크는 우리의 수면을 방해하는 반면, 채소나 과일은 수면의 질을 높인다는 뜻이지요.

식이섬유가 수면에 효과적인 이유는 크게 두 가지입니다. **하나는 혈당치가 급격히 오르내리는 것을 막는 작용이 있기 때문입니다.** 빵이나 과자를 먹으면 인체는 당질에 반응해서 인슐린을 분비하는데 이것이 신체를 각성 상태로 바꿉니다. 하지만 식이섬유를 다량 섭취해 두면 급격한 인슐린 분비가 어려워져 몸을 각성시키지 않아요.

다른 하나는 식이섬유로 장내 환경이 개선되면서 수면까지 개선되는 패턴 덕분입니다[73]. 메커니즘을 간단히 설명하면, 우리가 섭취한 식이섬유는 장내에서 세균의 먹이가 되어 부티르산이라 불리는 지방산으로 바뀝니다. 부티르산은 장 내벽을 보호하는 장벽 기능을 하므로 체내에 그 양이 많을수록 **박테리아와 알레르겐 항원 기능이 향상됩니다. 결과적으로 몸이 편안해져 휴식을 취하는 상태가 되지요**[74]. 방벽이 튼튼한 전장일수록 군사들이 안심하고 쉴 수 있는 것과 비슷하죠.

'05 영양' 편에서 소개한 칼로리의 질을 잘 지키면 하루에 필요한 식이섬유의 섭취량은 충족시킬 수 있지만, '부티르산을 증가시킨다'라는 관점에서 보면 다음 쪽 표의 식품 섭취를 늘리는 것도 방법입니다.

또한 불가피하게 채소나 과일을 충분히 섭취하지 못할 때는 식이섬유 보충제를 사용해도 좋습니다. 어떤 식이섬유든 인터

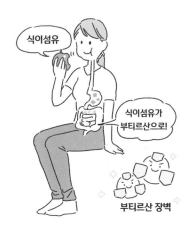

01 고통·수환기
02 운동
03 특별식단식
04 멘탈
05 영양
06 수면
07 피부
08 탈세포
09 노드밤

넷 쇼핑몰을 통해 쉽게 구입할 수 있습니다. 보충제를 사용할 때는 1회 3g부터 시작해 설사나 가스 발생 등의 부작용이 나타나지 않는지 확인하면서 조금씩 양을 늘리세요.

장내에 부티르산을 증가시키기 쉬운 식이섬유를 함유한 식품			
마늘	양파	당근	아티초크
아스파라거스	감자	그린 바나나	사과
살구	콩류(데쳐서 식힌 것)		오트 브란

식이섬유를 함유한 보충제		
이눌린	프럭토올리고당	저항성 전분
펙틴	아라비노자일란	구아검

[75], [76]

레벨4 수면 인지 개선하기

수면 개선을 위한 마지막 방법은 '인지(사물을 파악하는 방식, 사고 방식)'를 바꾸는 것입니다. '수면을 어떤 식으로 받아들이고 있는 가?', '수면에 대한 불안이나 오해는 없는가?'라는 점을 파악해 뇌의 해석이나 인식의 측면에서 수면에 접근하는 단계입니다.

환경이나 행동에 비하면 이해하기 어려울 수도 있겠으나, 가령 '정해진 시간에 잔다.'나 '침구는 수면 용도로만 사용한다.'와 같은 조언이 효과적인 것은 **우리 뇌에 '이 시간에는 꼭 자야 한다.', '침구는 자기 위한 도구다.'라고 깨닫게 하는 작용이 있기 때문입니다.** 반대로 잠자리에 드는 시각이 항상 제각각이거나 이불 위에서 공부나 게임을 하고 있다면 뇌는 '언제 어디서 자야 좋을지 모르겠다!' 하고 혼란을 일으키고 정말 자고 싶은 타이밍에도 전신을 각성시킵니다.

이 문제에 대해서는 이미 30년 전에 임상 시험이 행해진 바 있습니다. **잠을 잘 이루지 못하는 사람의 인지를 개선한 결과 그 효과가 일반 수면제와 다르지 않다고 보고되었습니다**[77]. 이렇다 할 부작용도 보고된 바 없으며, 일단 인지가 바뀌면 효과는 반영구적으로 지속된다고 하니 시도하지 않을 이유가 없겠지요.

01 고통수화부

02 운동

03 독과 인식

04 멜탈

05 영양

06 수면

07 피부

08 탈 세뇌

09 모드맵

**불로장수
건강법 58** 보디 스캔 명상으로
릴랙스 효과를 높인다

보디 스캔은 자신의 신체 각 부위에 의식을 집중하면서 행하는 명상법의 일종이에요. 불안이나 스트레스를 잠재운다는 사실이 여러 차례 확인된 방법으로, 담배를 자주 피우는 사람이 **10분 보디 스캔을 실천했더니 금연 성공률이 높아졌으며**[78], **건강한 남녀의 혈압과 심박수가 크게 감소했다는 데이터가 발표된 바 있습니다**[79].

업무로 인한 불안이나 스트레스로 잠을 제대로 이루지 못하는 사람은 취침 전에 몇 분만 투자해서 시도해 보기 바랍니다. 실제로 해 보면 알겠지만 보디 스캔 명상은 릴랙스 효과가 뛰어나 도중에 잠드는 경우도 흔해요. 구체적인 방법은 다음과 같습니다.

❶ 침상 위에 누워 눈을 감고 우선 자신의 신체 무게에 의식을 향한다. 침상과 등이 닿는 부위에 집중해 그 감각을 찬찬히 느낀다.

❷ 숨을 깊게 들이쉬면서 호흡의 감각을 의식한 다음 숨을 내쉬면서 신체가 이완되는 감각을 의식한다.

❸ 이번에는 발에 의식을 향하고 침상과 발이 닿는 부위를

의식한다(무게, 압박감, 체온 등).

❹ 등에 의식을 향하고 침상과 등이 닿는 부위를 의식한다.

❺ 배에 의식을 향하고 어떤 감각이 느껴지는지 확인한다.
만약 긴장이 느껴진다면 심호흡을 하며 뭉친 부분을 이완
한다.

❻ 같은 방법으로 손 → 팔 → 목 → 턱 → 얼굴 전체 순으로
의식을 향해 각각의 부위마다 어떤 감각이 느껴지는지 확
인한다. 만약 긴장이 느껴진다면 심호흡을 하면서 경직된
상태를 이완한다.

❼ 마지막으로 온몸을 의식하며 심호흡하고 안정되면 눈을
뜬다(그대로 잠들어도 문제없음).

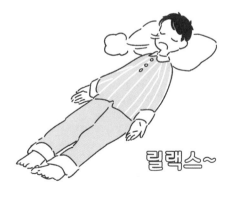

릴랙스~

01 고통 ⇄ 회복

02 운동

03 단식과 단식

04 멘탈

05 영양

06 수면

07 피부

08 몸 씻기

09 모르핀

보디 스캔 명상의 기본은 이렇습니다. 신체 각 부위에 의식을 향하는 시간은 마음대로 정해도 상관없지만, 익숙해지기 전까지는 **특정 부위마다 10초씩 하는 것부터 시작해 조금씩 시간을 늘려 가세요.**

이 패턴에 익숙해지면 시간을 늘릴 뿐만 아니라 좀 더 세세한 부위에 의식을 집중해 보기 바랍니다. 이를테면 얼굴 전체에서 코, 오른쪽 눈, 왼쪽 눈, 입술처럼 신체를 더욱 잘게 나누어 집중하는 식이지요.

만약 '신체 부위에 의식을 향한다.'라는 말이 어떤 감각인지 감이 잘 안 온다면 **과학자가 되었다고 한번 상상해 보는 것도 좋습니다.** '지금 오른쪽 배 아랫부분이 당긴다.', '오른쪽 턱과 귀가 이어지는 주변이 다른 부위보다 조금 뜨거운 것 같아.', '심호흡을 하니까 긴장이 풀리네.'와 같이 과학자처럼 객관적인 태도를 유지하면서 신체 부위를 찬찬히 관찰해 보는 것이죠. 꾸준히 실천하는 동안 신체의 변화를 흥미롭게 느낀다면 더할 나위 없이 좋습니다.

트레이닝 중에는 '내일 일정'이나 '과거의 싫은 기억' 같은 이런저런 생각이 머릿속을 스치겠지만, 이는 지극히 정상적인 현상이므로 신경 쓰지 않으셔도 돼요. **만약 잡념이 떠오른다면 담담하게 신체 부위에 의식을 되돌리는 일을 반복해 주세요.**

01 고통↔회복

02 운동

03 독과 단식

04 멘탈

05 영양

06 수면

07 피부

08 탈・세뇌

09 노르웨

복수의 실험에 따르면 2~4주간 트레이닝을 지속하면 신체를 이완하는 감각이 뇌에 단단히 새겨져 침상에 눕기만 해도 깊은 잠에 빠지기 쉬워집니다. 1일 20~45분(익숙하지 않은 동안은 1일 3~10분부터), 주 3~6회를 목표로 실천해 보기 바랍니다.

불로장수 건강법 59　브레인 덤프로 걱정거리를 리셋한다

자기 전에 '해야 할 일'이 머릿속에 떠올라 잠을 설친 경험이 있나요? '내일까지 끝내야 할 서류를 작성하지 않았다.', '오늘 작업량을 채우지 못했다.' 등 미처 끝내지 못한 업무를 신경 쓰다 보면 눈이 말똥말똥해져 버리곤 하지요.

그런 문제를 해결하기 위해 2018년에 미국 베일러대학교의 연구팀이 한 가지 실험을 진행했습니다[80]. 피실험자를 다음의 두 그룹으로 나누어 실험실에서 일주일간 묵을 것을 주문했습니다.

❶ 자기 전 단 5분 동안만 '다음 날 해야 할 일'을 종이에 적는다.

❷ 자기 전 단 5분 동안만 '오늘 또는 전날 끝낸 작업'을 종이에 적는다.

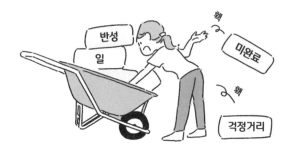

그런 다음 뇌파로 수면의 질을 측정해 보았더니, 자기 전에 다음 날 해야 할 일을 적은 그룹의 수면의 질이 더 우수했습니다. '내일은 기획서를 쓰고, 정산을 끝낸다'는 식으로 쓴 사람은 '오늘은 다른 부서의 문의 사항을 처리하고 회의 자료를 작성했다'는 식으로 쓴 사람보다 잠이 강하게 쏟아져 **입면 시간이 평균 9분 빨라졌습니다.** 9분이라고 하면 대단한 결과가 아닌 것 같지만, 이 수치는 수면제의 효과와 거의 비슷합니다. 자기 전 5분의 행동으로 이런 차이를 낳다니 실로 놀라울 따름이지요.

이처럼 **'조금 마음에 걸리는 일'이나 '나중에 해야 할 일'을 종이에 적는 방법을 '브레인 덤프(Brain dump)'라고 부릅니다.** 직역하면 **'뇌를 내던지다'**라는 의미인데 머릿속에 쌓인 걱정거리를 밖으로 전부 토해내는 것이 핵심이에요. 미처 다 해결하지 못한 일들을 종이에 써냄으로써 걱정과 불안을 밖으로 쫓아 마치 부담이 덜어진 듯한 느낌을 가집니다. 덕분에 뇌의 흥분이 가라앉고 평소보다 안정감을 느껴 잘 자게 되는 것이죠.

　잠자리에 들고 10분 이내에 잠들지 못하는 사람은 자기 30분 ~1시간 전에 브레인 덤프를 시도해 보세요. 평소보다 입면 시간이 빨라질 거예요.

불로장수 건강법 60　수면 일기를 쓴다

'수면 일기'는 인지 분야 테크닉 중 효과가 가장 뛰어납니다. 매일 밤 취침시간이나 기상시간을 기록해 두는 방법으로, 오랫동안 인지행동치료(인지에 작용해서 마음을 편안하게 하는 정신 요법) 분야에서 널리 사용되어 온 요법입니다. 효과가 입증된 데이터도 많아서 잠 때문에 고민인 사람이라면 한번 시도해 보는 것도 좋겠습니다[81].

　수면 일기는 다음 쪽에 제시된 양식을 사용해 아침과 저녁을 구분 지어 취침시간과 기상시간, 카페인 섭취량을 기록해 나갑니다. 1회차를 적는 데 2분도 채 안 걸립니다.

　일기를 쓴다고 해서 곧바로 효과가 나타나지는 않지만, **대략 2주 동안의 데이터가 쌓인 즈음부터 수면에 변화가 나타날 거예요.**

01 고통스러워 낸
02 단음
03 독과 단식
04 멘털
05 영양
06 수면
07 피부
08 탈 스트레스
09 모드트립

	월요일	화요일	수요일	목요일	금요일	토요일	일요일
☀ 아침에 일어나서 쓰는 일기							
잠자리에 든 시각							
일어난 시각							
총수면 시간							
밤중에 깬 횟수							
☾ 자기 전에 쓰는 일기							
카페인 음료를 마신 횟수							
마지막으로 카페인을 섭취한 시각							
마지막으로 운동한 시각							
잠자기 1시간 전에 했던 일							
오늘의 기분 (0점=최악, 10점=최고)							

수면에 동반되는 불안이나 스트레스를 해소해주는 '수면 일기'

'자기 1시간 전에 스마트폰을 조금 봤을 뿐인데 야간 각성이 심해졌다.'라거나 '10분 운동했을 뿐인데 수면 시간이 늘어났다.'라는 사실을 뇌가 서서히 기억해 자동적으로 대책을 세우도록 움직이기 때문입니다.

그런 점에서 **수면 일기란 말하자면 가계부 같은 것입니다.** '나는 매일 어떻게 돈을 쓰는가? 나도 모르게 계속 쓸데없는 지출을 하고 있진 않은가?' 이런 정보를 파악할 수 없으면 평생 돈이 모이지 않습니다. 마찬가지로 일상생활에서 자신이 어느 정도 수면 부채를 지니고 있는가를 판단하면 우리의 뇌도 안심하고 변제 계획을 세우게 되겠지요. 그런 편안한 마음이 인지를 바꿔 수면에 동반되는 불안이나 스트레스를 해소하는 것입니다.

01 고통수화법
02 운동
03 독서단식
04 멜탈
05 영양
06 수면
07 피부
08 탈세뇌
09 마인드풀

푹 자기 위한 수단으로써 인생의 의미를 생각해 보는 사람은 없을 테지요. '나는 내 인생에서 무엇을 이루고 싶은가? 나는 무엇을 위해 살아가는가?'라는 철학적인 사고는 수면의 질과 아무런 관계가 없어 보일 수도 있지요.

하지만 실제로는 그렇지 않아요. **최근 연구에서는 '인생의 의미'가 우리의 수면을 크게 좌우한다는 사실이 밝혀졌습니다.** 이에 관해서는 미국 노스웨스턴대학교의 조사가 대표적입니다. 연구팀은 MARS와 MAP라는 대규모 데이터 집합을 통해 평균 79세 고령자의 '수면의 질'과 '인생의 목적'을 확인하고 두 가지 데이터의 상관관계를 분석했습니다[82].

이 연구에서는 피실험자가 생각하는 '인생의 목적'을 '**과거에 자신이 한 일이나 미래에 하고 싶은 일을 생각하면 기분이 좋아지는가?**', '**인생을 되는 대로 사는 사람도 있는데 자신은 다르다고 생각하는가?**' 등의 질문을 통해 판단했습니다. 자신의 인생에 어떤 목표를 지니고 어떤 의미를 느끼면서 살아가고 있는지를 알아본 것이죠.

모든 데이터를 종합한 결과, 역시 '수면'과 '인생의 목적'에는 깊은 관계성이 확인되었습니다. **삶의 의미를 느끼는 사람일수록**

01 고통수학부
02 운동
03 독과단식
04 멘털
05 영양
06 수면
07 피부
08 탈세뇌
09 모드맵

수면의 질이 높고 무호흡 증후군을 일으킬 위험도 낮았습니다.

이러한 차이가 나타난 이유는 삶의 목적이 명확한 사람은 생활 방식도 양호한 사례가 많아, 결과적으로 수면의 질도 좋았기 때문입니다. 미국 미시간대학교 공중보건학부가 약 7,000명을 5년 동안 관찰한 조사에서도 평소 삶의 의미를 느끼는 그룹은 그렇지 않은 그룹보다 **조기 사망률이 무려 2배나 낮았다고 합니다**[83].

관찰 연구이기 때문에 명확한 인과관계를 특정할 수는 없지만, 인생의 의미가 우리 안에 긍정적인 심리 상태를 낳고 그것이 수면 개선을 불러왔을 가능성은 확실히 있습니다. 잠을 푹 자기 위해서라도 '자신의 인생에 보람을 주는 목표는 무엇인지' 정기적으로 생각해 보는 것이 좋겠습니다(주말에 20~30분 정도가 좋음).

물론 갑자기 '인생의 의미를 생각하라.'라고 하니 당황스러운 사람도 많을 거예요. 그럴 땐 우선 **'나에게 좋은 수면이란 무엇을 의미하는가?'**부터 깊이 생각해 보면 좋습니다. 시험 삼아 다음 질문에 대해 생각해 보세요.

- 왜 나는 더 자고 싶은가? 수면 부족에 따른 컨디션 저하를 피하고 싶다거나, 기분을 망치고 싶지 않은 이유는 무엇인가?
- 충분한 수면으로 뇌가 맑을 때 나는 어떤 사람으로 행동하고 싶

은가? 무엇을 달성하고 싶은가?

- 어떻게 수면을 취했을 때 내가 지닌 최고의 기량을 발휘할 수 있다고 생각하는가?

질문에 대한 답은 저마다 다를 거예요. 누군가는 '아이들을 위해 최고의 능력을 발휘하고 싶어서.'라고 대답할 수도 있고, 또 누군가는 '언제나 최상의 컨디션을 유지해 능력을 발휘한다.'라는 것 자체에 인생의 의미를 느낄 수도 있습니다.

절대적인 정답은 존재하지 않으므로 가장 적절한 나만의 답을 찾아보세요. 몇 번이고 생각하다 보면 점점 수면의 질이 높아질 거예요.

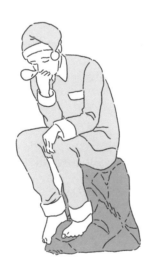

07

피부

세계 최고 권위의 기관도 인정한 심플하면서도 막강한 스킨케어

요법 3 세계 표준의 피부 관리

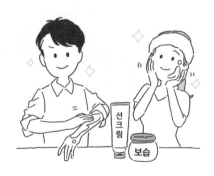

수면 다음으로 살펴볼 것은 '피부'에 관한 안티에이징 요법입니다. 올바른 스킨케어로 몸을 회복시켜 봅시다.

피부는 인간이 지닌 최대 장기입니다. 각종 화학 물질, 미생물, 자외선으로부터 우리 몸을 지키기 위해 쉬지 않고 일하지요. 그만큼 매일 받는 손상도 커서 방치하다가는 금세 노화되고 맙니다. 더 늦기 전에 대처해 두어야 하지요.

다만 그 와중에 안심인 점은, 현대 피부 과학의 관점에서 보면 피부 관리를 위해 해야 할 일이 많지 않다는 것입니다. 미용의 세계에서는 여러 가지 새로운 성분이나 기술이 매일 나타났다가 사라지기를 반복합니다. 하지만 '진짜 효과적인 피부 관리란 뭘까?'라는 물음에 미국 피부과학회와 유럽 연구 피부과학회 같은 권위 있는 기관이 내놓은 의견은 거의 일치해요. 즉 피부 관리에는 '세계 표준'이라 불리는 방법이 확립되어 있다는 것이죠.

저명한 국제 학술지 《Journal of Clinical Investigation(임상연구저널)》의 편집자는 복수의 선행 연구와 전문가 인터뷰를 바탕으로 스킨케어의 핵심을 이렇게 정리했습니다[84].

'최종적인 결론은 이렇다. 자외선 차단제, 보습제, 레티노이드(비타민 A 유도체. 242쪽에서 자세히 서술)를 사용할 것. 피부관리사의 말에 현혹

되지 말 것. 천연성분이라고 해서 다 좋다고 여기지 말 것. 민간요법으로 피부를 혹사시키지 말 것. 화장품 회사의 화려한 선전이나 비싼 상품에 유혹되지 말 것. 굉장히 단순하다.'

'낮에는 자외선을 피하고, 목욕 후 피부 건조를 막고, 레티노이드로 피부의 턴오버(피부 재생 주기)를 촉진한다.' 신뢰도 높은 데이터를 바탕으로 요약하면 피부 관리에 가장 가치 있는 것은 '이 세 가지뿐'이므로 그 이상의 고급 화장품이나 새로운 미용 성분에 연연하지 않아도 된다는 것입니다.

다소 극단적으로 느껴질 수도 있지만, 그 외 전문 기관에서도 대체적으로 같은 의견이므로 이러한 사고방식이 세계 표준이라고 여겨도 무방합니다. 세부적인 부분에서는 기타 의견도 있지만 **자외선 차단제, 보습, 레티노이드야말로 스킨케어계의 빅3라고 할 수 있어요.**

그리고 저는 세계 표준 방식에 따른 스킨케어 빅3에 **'클렌징'**까지 포함해서 총 4가지 스킨케어 실천법을 소개하고자 합니다. '세안은 어떻게 해야 하느냐?'라는 질문에는 전문가들도 의견이 엇갈리지만, 화장을 지워야 하는 사람에게 클렌징에 대한 지식은 필수라고 할 수 있겠지요.

이 4가지 방법을 통해 최선의 지식을 몸에 익히면 스킨케어

01 고통 수 화부

02 운동

03 독과 단식

04 멘탈

05 영양

06 수면

07 피부

08 탈 세뇌

09 로드맵

루틴이 매우 간단해집니다.

- 아침 = 클렌징 → 보습 → 자외선 차단제의 순서로 케어
- 저녁 = 클렌징 → 보습의 순서로 케어

여기에 추가로 가끔 레티노이드를 사용하면 스킨케어는 완벽한 것이죠. 더는 '저 새로 나온 스킨은 어떨까?', '신상 미백 크림이 있다던데 효과가 있을까?'와 같은 고민은 하지 않아도 됩니다. 그럼 실천법을 살펴볼게요.

레벨1 보습의 달인이 된다

보습제의 중요성에 대해서는 새삼 강조할 필요도 없겠지요. 모든 피부 미용 정보에서 다루는 테마이자, 지금도 새로운 보습 성분이 끊임없이 나오면서 서로 경쟁하듯 그 효과를 내세우고 있습니다.

하지만 사실 올바른 보습에 있어서 새로운 성분을 사용할 필요는 없습니다.

01 고통 수 화부

02 운동

03 독과 단식

04 멘탈

05 영양

06 수면

07 피부

08 탈 세 뇌

09 로 드 맵

**불로장수
건강법 62**   바셀린은 보습에 있어서
기본 중의 기본

피부과학 분야에서는 이미 보습에 관한 합의가 대략 이루어져
있습니다. 결론부터 말하면 다음과 같이 정리할 수 있어요.

• **이것저것 생각하는 것이 번거롭다면 바셀린을 선택한다.**

보통은 목욕 후 5분 이내에 소량의 바셀린(콩 1개분 정도의 양)을
얼굴 전체에 바르면 충분합니다. 생각해 보면 당연한 이야기예
요. 보습제를 바르면 **표면으로 침투한 수분을 유막이 가둠으로써
피부가 건조해지는 속도를 늦춰 줍니다** [85]. 거의 모든 스킨케어 제
품이 지닌 장점 대부분이 보습제 덕분이라고도 할 수 있어요.

즉 피부가 건조해지는 것을 늦추는 기능만 있다면 보습에 사
용되는 성분은 무엇이든 괜찮습니다. 밀랍이나 시어버터처럼
선호하는 것을 선택해도 좋지만, **바셀린은 저렴하면서도 알레르
기 반응이 잘 유발되지 않는 데다 향료나 보존제를 포함하지 않는 점
에서 매력적입니다.** 향료나 보존제가 무조건 나쁘다고 할 수는
없지만, 사람에 따라서는 피부에 맞지 않는 사례도 있으므로
괜한 트러블로 고생하지 않으려면 바셀린을 사용하는 편이 좋
습니다.

현시점에서는 불순물을 최대한 제거한 바셀린 제품으로 '프로페토 퓨어베일' 또는 '썬 화이트 P-1'을 추천합니다(※방부제, 산화방지제, 색소, 향료를 첨가하지 않은 고품질 바셀린 제품으로 인터넷으로도 구매할 수 있음). 어떤 보습제를 선택할지 망설여진다면 일단 어떤 것이든 시험 삼아 한번 써 보길 바랍니다.

불로장수 건강법 63 피부 상태에 따라 보습제를 바꾼다

다만 그렇다고 바셀린이 만능이라는 건 결코 아니에요. 예를 들어 여드름 피부라면 모공을 막아 아크네균을 증식시킬 수도 있고 건성 피부라면 충분한 수분이 없는 상태에서 무작정 피부를 막아버리거나, 지성 피부인 경우 기름기가 과도하게 흘러 보일 수 있지요. 그럴 때는 **피부 상태에 따라 보습제를 바꿔야 합니다.**

자신에게 가장 잘 맞는 제품을 고르기 위한 전제로 보습제가 지닌 기본 성질을 확인해 둘 필요가 있습니다. 보습제는 크게 다음의 세 가지 기능으로 피부를 보호합니다.

❶ **급수 기능** : 상피세포에 수분을 보충해 피부에 생기를 불어넣는 기능. 물을 머금은 스펀지를 피부 위에 올려놓는 이미지다.

❷ **밀폐 기능** : 피부를 막아 수분 증발을 늦추는 기능. 바셀린이 대표적인 성분.

❸ **연화 기능** : 굳은 피부를 부드럽게 해 건조함을 개선하고 피부 장벽 기능을 높이는 기능. 식품첨가물 중 유화제 같은 작용을 한다.

이처럼 보습제에는 여러 가지 기능이 있으므로 피부 상태에 따라 구분해 사용하면 피부 관리 효과를 한층 높일 수 있습니다. 각각의 기능을 대표하는 성분은 226쪽에 정리해 두었습니다. 모두 미국 피부과학회 등에서 안전성을 검증받았으므로 안심하고 사용할 수 있습니다.

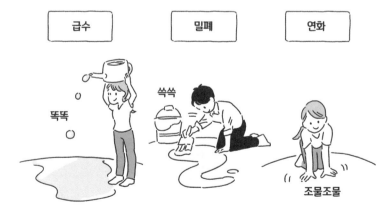

01 고통스회부

02 운동

03 독과단식

04 멘털

05 영양

06 수면

07 피부

08 탈·세뇌

09 로드맵

지금까지 말한 내용을 바탕으로 최적의 보습제를 선택하기 위한 피부 타입별 가이드라인을 소개할게요.

· 건성 피부

건성 피부인 사람은 피부 균열, 붉은 습진, 피부 박리 등에 시달리기 일쑤입니다. 원래 피지가 적은 타입이므로 **건성 피부인 사람은 연화 기능을 중시해야 합니다.** 예를 들어 세라마이드나 식물성 오일에는 갈라진 피부를 부드럽게 하는 기능이 있습니다. 우선 연화계 성분으로 피부를 부드럽게 한 다음 밀폐계 성분으로 막아주면 좋겠지요. 또 건성 피부는 노화와 함께 건조함이 더욱 심해지기 때문에 나이를 먹을수록 연화와 밀폐 기능이 중요해집니다.

· 지성 피부

지성 피부인 사람은 원래 피지가 많아 보습제를 사용하면 피부의 번들거림이 악화되기 쉽습니다. 꾸덕꾸덕한 밀폐계 성분을 사용하면 여드름이나 뾰루지가 올라오는 원인이 되므로 **산뜻하게 쓸 수 있는 급수계 성분을 선택하세요**(헤파린 유사물질이나 히알루론산 또는 로즈힙이나 그레이프시드 같은 리놀레산이 풍부한 오일 등). 또 건성과 지성이 섞인 복합성 피부는 건조한 부분에만 연화계, 밀폐계 성분을 사용해 주세요.

• 민감성 피부

민감성 피부란 각질층의 기능이 약해진 탓에 외부 자극물질
이 내부로 침입하기 쉬운 상태를 말합니다. 기온이나 습도 변화
로 피부에 이상이 생기거나 스킨케어 제품으로 가려움증이 생
기는 사람은 민감성 피부일 가능성이 큽니다.

이런 경우는 피부 장벽의 보호를 우선시해야 하므로 **세라마이
드나 니코틴산아마이드라는 저자극 성분을 사용해야 합니다.** 물론
되도록 향료나 보존제가 포함되지 않은 제품을 골라주세요.

• 탈수성 피부

탈수성 피부란 피부에 수분이 적은 탓에 주름이 짙어지거나
탄력을 잃고 지쳐 보이는 피부를 뜻합니다. 건성 피부처럼 피지
부족으로 피부가 건조한 것이 아니라 단순히 피부에 수분이 소
실된 상태이므로 지성 피부인 사람에게도 생길 수 있습니다.

피부가 탈수되기 쉬운 사람은 **급수 기능이 있는 성분을 적극적
으로 사용하기 바랍니다.** 급수 기능이 있는 성분을 먼저 사용한
다음 밀폐계 성분으로 피부를 코팅해 주면 좋겠지요.

피부의 탈수 상태를 가늠하고 싶다면 볼을 2~3초 꼬집었다가

01 고통스화부

02 문제

03 독과단식

04 멜탈

05 영양

06 수면

07 피부

08 탈세뇌

09 도그맵

보습제 추천 성분 리스트(기능별)	
1 **급수계**	헤파린 유사물질, 글리세린, 요소 히알루론산, 히알루론산나트륨 알파히드록시산(글리콜산, 젖산 등) 아미노산(글라이신, 아르기닌, 프롤린 등) 프로펜, 뷰틸렌, 프로필렌 글라이콜 가수분해 단백질(가수분해 콜라겐 등) 소르비톨
2 **밀폐계**	바셀린, 밀랍, 시어버터, 코코아버터 폴리디메틸실록산, 라놀린 마이크로크리스탈린 왁스, 미네랄 오일, 파라핀 식물 왁스(칸델릴라 왁스, 카르나우바 왁스 등)
3 **연화계**	세라마이드, 카프릴산/글리세릴카프릴레이트 콜레스테롤 지방알코올(세테아릴알코올 등) 지방산 에스터(이소옥타데실팔미테이트, 세틸리시놀레이트 등) 하이드로제네이티드폴리데센 식물 오일(코코넛 오일, 호호바 오일, 아보카도 오일 등)

각 성분은 특정 작용만 하는 것이 아니라 밀폐와 연화의 기능을 함께 갖춘 것도 있다. 어디까지나 대략적인 구분으로 참고한다.

손을 떼보세요. 피부가 바로 원래 상태로 돌아오면 문제없지만, 시간이 조금 걸린다면 탈수를 의심해 볼 수 있습니다.

보습제 추천 제품

앞서 소개한 바셀린(222쪽)이 피부에 맞지 않는 사람을 위해 다른 우수한 보습제도 소개한다. 바셀린을 발라 트러블이 발생한 경우 써 볼 것을 추천!

세라비(CeraVe) PM 페이셜 보습 로션

세라마이드와 니코틴아마이드를 배합한 건성 피부용 제품으로 건조한 피부를 적절히 부드럽게 만들어 준다.

FAB 울트라 리페어 크림

가격이 조금 비싸다는 단점이 있지만, 세라마이드와 오트밀을 배합해 건성 피부에 사용하면 좋다.

레븐 로즈(Leven Rose), 100% 퓨어 오가닉 로즈힙 오일

리놀렌산이 풍부한 로즈힙 오일을 사용해 지성이나 여드름 피부에 추천.

라로슈포제 똘러리랑 센시티브(LA ROCHE-POSAY TOLERIANE SENSITIVE)

프레이그런스(방향) 프리 보습제로 민감성 피부로 고민하는 사람에게 추천.

01 가물수화부
02 단유
03 독과 단식
04 열밀
05 영양
06 수면
07 피부
08 탈세너
09 로드밀

레벨2 자외선 차단제를 사용한다

이제 자외선 차단제로 넘어가 볼게요. 자외선에 의한 피부 손상은 매우 커서 어느 매체에서나 자외선 차단제를 피부 관리의 주축으로 다루곤 하는데, 정말 그렇습니다. 미국 피부과학회도 **'스킨케어의 가장 중요한 핵심은 자외선 차단'**이라고 단언하며 피부 노화의 80%가 자외선에 어떻게 대처하느냐에 따라 좌우될 수 있다고 지적한 바 있어요.

단, 자외선 차단제의 사용법이 생각보다 까다로워서 제대로 사용하지 않으면 효과가 반감되기도 합니다. 자외선을 막기 위해 효과적으로 바르는 방법, 사용 시간, 성분 고르는 법 등 자외선 차단제의 세계 표준 사용법을 살펴봅시다.

불로장수 건강법 64 피부 타입에 맞는 성분을 고른다

우선 피부 타입에 맞는 적절한 자외선 차단제를 고르는 법부터 확인해 볼게요.

현재 사용되는 자외선 차단제의 성분은 대부분 안전성이 높지만, 사람에 따라서는 알레르기 증상이나 피부 트러블이 유발되는 사례도 있어요. 따라서 전제 지식으로 기본 성분을 짚고 넘어갈 필요가 있습니다. 자외선 차단제의 성분은 '무기자차(물리적 자외선 차단제) 계열'과 '유기자차(화학적 자외선 차단제) 계열'로 나눌 수 있습니다.

- **무기자차 계열** : 산화아연과 이산화티타늄이 대표 성분이며, 피부 표면에 보호막을 만듦으로써 자외선을 반사해 물리적으로 차단한다. 알레르기 반응과 피부 자극이 적고 빛에 쉽게 열화되지 않아 효과가 비교적 오래 지속된다. 발림성이 좋지 않고 하얗게 뜨는 백탁 현상이 나타나는 단점이 있다.

- **유기자차 계열** : 산화아연과 이산화티타늄 외에는 전부 유기자차로 분류된다. 피부 표면의 자외선을 흡수해 화학반응을 일으켜 열 에너지로 전환 및 소멸시킨다. 발림성이 좋으며 백탁 현상이 없다. 몇몇 성분은 자외선을 흡수한 뒤 붕괴되므로 효과가 떨어진다.

정리하면 무기자차는 피부 자극이 적은 대신 사용감이 좋지 않고, 유기자차는 피부가 약한 사람에게는 적합하지 않은 대신 사용감이 좋은 경향이 있습니다. 둘 다 장단점이 있으니 **민감성**

01 고통수확부
02 운동
03 독과 단식
04 멘탈
05 영양
06 수면
07 피부
08 탈 세뇌
09 로드맵

피부로 고민인 사람은 먼저 유기자차를 테스트해 보고 어떤 문제가 발생하면 무기자차 계열로 바꾸는 것이 방법일 수 있습니다. 자외선 차단제 알레르기 증상은 꽤 일반적인 현상이므로 피부가 약한 사람은 부디 주의하기 바랍니다 [86].

자외선 차단제 성분의 더 자세한 특성에 대해서는 다음 쪽에 정리해 두었습니다 [87]. 안전성과 자외선 차단 효과를 저울질해 밸런스가 좋은 것일수록 추천 레벨을 높게 설정했어요. 자외선 차단제의 성분표를 확인하면서 '추천도 ★★★'의 성분이 들어간 제품부터 써 보기 바랍니다.

여담이지만, 뷰티 정보 관련 인터넷 사이트 등에서는 '자외선 차단제 성분이 체내에서 호르몬 균형을 교란시킨다.'라거나 '자외선 차단제는 활성 산소(프리라디칼)를 만들어낸다.'와 같은 주장도 흔히 보입니다. 옥시벤존이 자외선에 반응해 생긴 프리라디칼이 체내에서 암을 일으키는 원인이 되고 피부를 상하게 한다는 것입니다. 프리라디칼이란 체내에서 생성되는 불안정한 분자로 얼굴의 기미나 주름, 뇌의 열화, 알레르기 등을 야기하는 물질입니다.

이것이 사실이라면 무척 우려스러운 문제지만, 현시점에서는 그리 걱정하지 않아도 될 듯합니다. 이런 주장이 나오게 된 계기는 동물실험이나 생체 외 연구(시험관 등 속에서 인간의 피부를 사용

자외선 차단제 추천 성분 리스트

추천도 ★★★	
비스옥트리졸	UVA1, UVA2, UVB를 모두 차단하고 빛에도 강하다.
드로메트리졸트리실록산	로레알이 개발한 특허 성분. UVA1, UVA2, UVB를 모두 차단한다.
징크옥사이드(산화아연)	UVA1, UVA2, UVB를 모두 차단하고, 피부 트러블을 일으키지 않는다. 단, 자외선 전체의 차단 효과는 보통이고 발림성이 좋지 않다는 단점이 있다.
추천도 ★★	
베모트리지놀	UVA 차단 효과가 크고 빛에 대한 안정성도 높다. 단, UVB 차단 효과는 낮다.
디에칠아미노하이드록시벤조일헥실벤조에이트	UVA 차단 효과는 높지만 UVB 차단 효과가 낮다.
에캄슐	UVA에 강하지만 UVB에는 약하다.
티타늄디옥사이드(이산화티타늄)	피부 트러블을 잘 일으키지 않지만, UVA 차단 효과가 조금 낮다. 모든 자외선을 차단하는 효과는 징크옥사이드보다 높다.

추천도 ★

- 아보벤존 : UVA 차단 효과는 높지만 빛을 흡수한 후 붕괴 속도가 빠르다. UV에 반응해 활성산소를 발생시키고 알레르기 반응이 나타나는 경우도 있다.
- 엔술리졸 : UVA 차단 효과가 낮다.
- 엔자카멘 : UVA 차단 효과가 낮고, 피부 트러블을 일으키기도 한다.
- 호모살레이트 : UVA 차단 효과가 낮고, 빛에 쉽게 붕괴된다.
- 옥토크릴렌 : UVA 차단 효과가 낮고, 피부 트러블을 일으키기도 한다.
- 옥티녹세이트 : UVA 차단 효과가 낮다.
- 에칠헥실살리실레이트 : UVA 차단 효과가 낮고, 빛에 쉽게 붕괴된다.
- 옥시벤존 : UVA 차단 효과가 낮고, 피부 트러블을 일으키기도 한다.
- 파디메이트 O : UVA 차단 효과가 낮고, 피부 트러블을 일으키기도 한다. 빛에 쉽게 붕괴된다.
- PABA : UVA 차단 효과가 낮고, 피부 트러블을 일으키기도 한다.

01 고등수화부
02 운동
03 독과 단식
04 멘탈
05 영양
06 수면
07 피부
08 탈 세뇌
09 로드맵

해 행하는 실험)를 통한 데이터뿐이며, 실제 자외선 차단제보다 훨씬 많은 성분을 사용했을 때의 결과이기 때문입니다. 한 실험에 따르면 **인간이 매일 자외선 차단제를 사용해서 동물실험이나 생체 외 연구와 같은 수준의 성분이 체내에 들어가려면 277년이 걸린다고 합니다**[88]. 사정이 이런 만큼 과도한 걱정은 혼란만 부를 수 있겠습니다.

프리라디칼에 대한 불안도 이와 마찬가지로, 대부분 생체 외 연구밖에 시행되지 않은 탓에 현실과는 거리가 있습니다. **원래 자외선의 영향으로 피부의 열화가 발생하는 현상도 프리라디칼이 원인이기 때문에, 자외선 차단제로부터 나오는 소량의 활성산소를 두려워하기보다는 자외선 자체의 심각한 손상을 우려하는 것이 타당해 보입니다**[89].

**불로장수
건강법 65** 티스푼 3/1~4/1 분량을 사용한다

자외선 차단제는 단순히 피부에 바르기만 한다고 끝이 아닙니다. 사용법에 따라 그 효과가 크게 달라진다는 사실이 밝혀졌어요. 미국 피부과학회의 견해를 바탕으로 중요한 핵심을 짚고 넘어가 보겠습니다[90].

자외선 차단제의 사용량은 **SPF**(자외제 차단 지수)에 좌우됩니다.

가령 SPF 25 자외선 차단제를 2㎖ 사용했을 때의 효과는 SPF 50을 1㎖ 사용했을 때의 효과와 비슷합니다. 사용량이 많을수록 효과도 높아지는 것인데, 일일이 따지려면 번거로울 테니 얼굴에 바를 때는 1회당 1.25㎖ 정도 사용하면 충분합니다. **이는 티스푼 3분의 1~4분의 1분량입니다**[91]. 또한 자외선은 구름과 창문을 통과하므로 흐린 날이나 실내에 있을 때도 자외선 차단제를 사용하는 게 좋습니다.

불로장수 건강법 66 자외선 차단제를 덧바른다

자외선 차단제는 햇볕을 쬐기 15~20분 전에 사용하고, 2시간마다 다시 바르는 게 가장 좋습니다. 이에 제가 추천하고 싶은 방법은 다음의 '덧바르기'입니다.

자외선 차단막을 이중으로 만들면 **두껍게 한 번 바를 때보다 자외선을 막는 효과가 2.5배나 강력해집니다.** 조금 귀찮더라도 햇볕이 강한 날에는 반드시 해 보길 권하는 테크닉입니다.

단, 여기서 여러 가지 성분을 사용해 버리면 그 효과가 서로 상쇄될 수 있으니 주의하기 바랍니다. 예를 들어 아보벤존은 안정성이 낮기 때문에 옥티녹세이트산화아연이나 이산화티타늄과 함께 사용하면 효과가 떨어집니다.

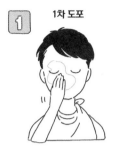

1 1차 도포

우선 얼굴 전체에 자외선 차단제를 골고루 엷게 펴 발라 자외선 차단막을 만든다.

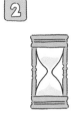

2

바른 자외선 차단층이 마르기를 기다린다.

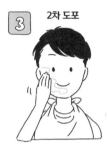

3 2차 도포

마른 자외선 차단층 위에 같은 자외선 차단제를 다시 골고루 펴 바른다.

불로장수 건강법 67 SPF가 높은 제품을 고르는 것이 무난하다

미용 관련 매체 등에서 '자외선 차단제의 SPF 지수는 의미가 없다.'라는 말을 접해 본 적이 있나요. 자외선을 막는 데 있어 SPF 30이나 50의 효과는 조금밖에 차이 나지 않으며, SPF 수치가 높은 자외선 차단제를 선택하는 것은 큰 의미가 없다는 주장입니다.

이 이야기의 출처는 미국 듀크대학교 의학부가 1997년에 발표한 데이터로, 자외선 차단율을 조사한 결과 SPF 30과 50의 차이는 불과 1.3%였습니다[92]. 그러면 SPF가 높든 낮든 '꼼꼼히 바르기면 하면 문제없겠네.'라는 생각이 자연스레 들 것입니다.

그러나 그 후 독일을 대표하는 세계 톱클래스 학술연구기관인 막스 플랑크 연구소 등이 'SPF 무의미설'에 반대 주장을 펼친 사실은 잘 알려지지 않았습니다[93]. FDA(미국 식품의약품국)가 차단율에만 주목하고 자외선이 피부를 통과하는 양을 고려하지 않고 있다는 것이죠.

물론 자외선을 막는 비율도 중요하지만, 유해 광선이 실제로 피부에 얼마나 도달해 있느냐도 중요합니다. 이런 관점에서 연구팀이 분석한 결과, 피부를 붉게 만드는 수준의 자외선 통과량은 각각 SPF 15 = 6.7%, SPF 30 = 3.3%, SPF 50 = 2.0%였습니다. 통과량으로 따졌을 때 SPF가 유의미하다는 것을 알 수 있습니다.

미국 뉴욕대학교 랑곤의료센터가 시행한 테스트에서도 피실험자에게 SPF 50과 SPF 100의 자외선 차단제를 사용하게 한 결과, 피실험자 중 55.3%에서 SPF 50을 바른 쪽이 햇볕에 더 심하게 그을렸다고 보고되었습니다[94]. 결정적인 증거라고까지는 말할 수 없지만, **역시 SPF가 높은 제품을 고르는 쪽이 무난할 것입니다**(최소 SPF 30 이상).

자외선 차단제 추천 제품도 다음 쪽에 정리해 두었습니다. 피부 트러블이 잘 생기지 않으면서 발림성이 좋은 제품 위주로 선정했기에 제품 선택으로 고민하는 사람은 참고하기 바랍니다.

자외선 차단제 추천 제품

라로슈포제 안뗄리오스 XL 플루이드 SPF50+
(LA ROCHE-POSAY Anthelios XL Fluid SPF50+)

유기자차 성분으로 지성 피부용으로 만들어진 제품이다. 피부에 유분기가 많아 끈적이는 사람에게 적합하다.

캔메이크 머메이드 스킨 젤 UV 01(CANMAKE Mermaid Skin Gel UV 01)

세라마이드와 오트밀 배합으로 트러블성 피부에 사용하면 좋다.

아넷사 에센스 UV 아쿠아 부스터(ANESSA essence UV aqua booster)

유기자차와 무기자차를 혼합한 제품으로 산뜻하게 쓸 수 있는 제품이다.

엘타엠디 UV 피지컬 SPF41(EltaMD UV Physical SPF41)

무기자차 계열이지만 백탁 현상이 적은 자외선 차단제다. 유기자차 계열이 잘 맞지 않을 때 추천한다.

01 고통수치학부
02 운동
03 독소단식
04 멘탈
05 영양
06 수면
07 피부
08 틸세뇨
09 프로문

레벨3 클렌징을 공략한다

클렌징은 피부 관리의 첫걸음입니다. 화장을 지울 때뿐만 아니라, **과도한 피지나 죽은 세포를 제거해 생기 있는 피부를 유지하기 위해서라도 필요한 과정입니다.**

다만 동시에 클렌징은 피부에 가장 심각한 손상을 주는 과정이기도 해요. 클렌징에 사용되는 계면활성제는 피부의 오염 물질을 제거하는 힘이 강한 만큼 천연보습인자(NMF)와 같이 꼭 필요한 성분도 함께 제거해 버리기 때문입니다. 저품질의 클렌저를 지속적으로 사용하면 피부가 건조해지기 쉬워요.

좋은 클렌저는 피부 자극을 최소화하는 동시에 메이크업이나 자외선 차단제를 제거할 수 있는 기능성을 겸비해야 합니다. 그럼 지금부터 그 핵심을 살펴볼게요.

**불로장수
건강법 68** 클렌저는 pH 레벨로 고른다

클렌저를 선택할 때 중요한 것은 pH(산성·알칼리성 정도)입니다. 우리 피부는 약산성이 아니면 제대로 기능하지 않기 때문에 알칼리성 성분을 사용하면 피부 회복 시스템이 교란되어 트러블이 생기는 원인이 됩니다.

클렌저는 pH 5 이하의 제품을 고르세요. pH 수치가 표기된 제품을 선택하거나 마음에 드는 제품을 골라 pH 시험지에 확인해 보면 좋습니다(시험지는 인터넷에서 구매 가능). 그것이 번거롭다면 241쪽에 있는 추천 제품을 참고해 주세요.

불로장수 건강법 69 씻고 난 후의 피부 감각으로 고른다

자신에게 꼭 맞는 클렌저를 고르려면 씻고 난 후 피부의 감각도 중요해요. 세안 후 피부 트러블이나 가려움증이 올라오는 제품은 논외로 하고, 여기서 **주의할 것은 '당기는 느낌'이 강한 클렌저**입니다. 얼굴을 씻었을 때 뽀득뽀득한 느낌이나 가볍게 당기는 느낌은 왠지 피부에 좋을 것 같지만, 실제로는 세정력이 너무 과한 탓에 피부 건강에 필요한 피지까지 제거될 수 있어요. 이럴 땐 보다 순한 클렌저로 바꾸는 것이 좋습니다.

뽀득한 느낌이 없는 제품이라도 피부는 충분히 깨끗이 씻깁니다. 세안 후 젖은 화장솜으로 피부를 가볍게 닦았을 때 오염 물질이 묻어나지 않으면 세정력은 문제없다고 보면 됩니다. 그보다 더 강한 클렌저를 사용할 필요가 없습니다.

설사 잔여물이 조금 묻어나오더라도 갑자기 강한 클렌저로 바꾸는 것은 좋지 않아요. **강한 클렌저를 한 번 사용하느니 자극이**

약한 제품을 두 번 사용하는 쪽이 피부 손상을 줄입니다.

불로장수 건강법 70 클렌징 체크 리스트

그 밖에도 클렌징에 관한 포인트를 정리해 두었습니다. 아래의 내용도 함께 주의해 주세요.

- **뜨거운 물을 사용하지 않는다** : 뜨거운 물은 피부 장벽을 일시적으로 파괴하기 때문에 계면활성제가 피부 복구를 저해하기 쉽다. 클렌징에는 미지근한 물을 사용한다.
- **클렌징 도구는 사용하지 않는다** : 클렌징용 브러쉬나 패드, 퍼프는 피부에 심한 손상을 줄 뿐만 아니라 정기적으로 관리하지 않으면 세균이 번식하기 쉽다. 계면활성제를 사용하는 편이 무난하다.
- **클렌저 타입에 얽매이지 않는다** : 고형, 액체, 거품 등 클렌저의 타입은 달라도 기능에는 차이가 없다.
- **스크럽제는 매일 사용하지 않는다** : 스크럽제는 죽은 세포를 제거하는 데는 효과적이지만, 그만큼 피부에 손상을 준다. 최대 주 1회 이하로 사용할 것을 권한다.
- **건성 피부에는 오일 제품을 사용한다** : 건성 피부인 사람은 클

01 고통↔회복

02 운동

03 독과 단식

04 멘탈

05 영양

06 수면

07 피부

08 탈 스트레스

09 모드 전환

렌징 로션이나 크림처럼 유분을 보충할 수 있는 제품을 고르면 피부 트러블이 잘 생기지 않는다. 물론 오일 클렌저를 사용해도 좋다.

- **탈수성 피부나 민감성 피부에는 모이스처 제품을 사용한다** : 탈수성 피부나 민감성 피부인 사람은 자극이 강한 성분을 피하고 글리세린이나 소르비톨 같은 급수 성분이 들어간 제품을 고르면 피부 트러블을 피하기 쉽다.

이러한 조건을 충족하는 추천 제품을 소개해 두었습니다. 모두 pH 수치가 낮고 양질의 보습 성분을 함유하고 있어 피부 손상을 줄이는 데 효과적입니다.

클렌저 추천 제품

세라비 포밍 페이셜 클렌저(CeraVe Foaming Facial Cleanser)

세라마이드를 함유한 젤 타입 클렌저로 중성 피부나 지성 피부에 적합하다.

코스알엑스 로우 pH 굿모닝 젤 클렌저
(Cosrx Low pH Good Morning Gel Cleanser)

프레이그런스 프리로 순하고 촉촉해서 탈수성 피부에 적합하다.

라로슈포제 똘러리앙 포밍 클렌저
(LAROCHE POSAY TOLERIANE Foaming Cleanser)

자극이 적은 순한 클렌저로 건성이나 민감성 피부에 적합하다.

큐브이 페이스 젠틀 클렌저(QV Face Gentle Cleanser)

오일이 풍부한 클렌저로 건성이나 탈수성 피부에 사용하면 좋다.

뉴트로지나 메이크업 리무버 클렌징 티슈
(Neutrogena Makeup Remover cleansing towelettes)

피부 자극이 적어서 비교적 안전하게 쓸 수 있는 물티슈 형태의 리무버.

01 고통수건화부

02 단독

03 독과 단식

04 멜팅

05 영양

06 수면

07 피부

08 털 세녀

09 오드믐

레벨 4 턴오버를 촉진한다

마지막으로 추천할 세계 표준의 스킨케어법은 레티놀의 사용입니다. **레티놀은 비타민 A의 유도체로 작용하는 성분으로, 안티에이징 효과에 대해서는 이미 수년간 축적되어 온 연구가 있습니다** [95]. 확인되는 장점은 다음과 같습니다.

- 주름을 개선한다.
- 기미 등 피부의 색소 침착을 줄인다.
- 여드름을 진정시킨다.
- 피부의 콜라겐을 증가시키고 표피를 두껍게 만든다.
- 각질층을 개선해 젊고 생기 있는 피부로 만든다.

레티놀에는 피부의 턴오버를 촉진하는 작용이 있기에 이런 매력적인 효과들이 나타나는 것이죠. '턴오버'란 피부 재생 주기를 말하며, 레티놀 덕분에 평소보다 턴오버가 빨라져 색소 침착이 어려워지고 미백이나 잔주름 개선 효과를 얻을 수 있습니다. 보습제, 자외선 차단제와 함께 효과가 입증된 몇 안 되는 성분이라고 할 수 있어요. 단, 효과가 큰 것은 부작용도 큰 법입니다. 레티놀도 예외 없이 임상 테스트에서 다음과 같은 문제가 확인되었습니다.

- 피부에 대한 자극이 강해서 화끈거리거나 화상 입은 듯한 상태
  가 되기 쉽다.
- 턴오버가 너무 빠르면 피부가 거칠어질 수 있다.
- 피부가 약한 사람은 홍조가 나타나기도 한다.

이러한 부작용은 약 85~90% 사람에게 나타나며 올바르게 사용하지 않으면 피부에 손상만 남길 수 있습니다. 그래서 레티놀을 잘 사용하려면 몇 가지 주의사항을 지켜야 합니다. 지금부터 짚어 볼게요.

불로장수 건강법 71 레티놀은 농도가 0.3%인 제품부터 사용해 본다

레티놀이 함유된 크림이나 에센스를 고를 때는 **저농도 제품부터 사용하면서 피부에 붉은 기나 건조증이 생기지는 않는지 확인해 주세요.** 개인적으로 저는 1%의 제품(Life-flo사의 레티놀 A)에서도 피부 박리가 일어나서 지금은 0.3% 제품(Dermaroller Retinator serum)을 사용하고 있습니다.

0.3%에서도 문제가 생겼을 때는 피부과에서 0.05% 수준의

트레티노인(레티놀 유사물질)을 처방받는 것도 방법입니다. 어쨌든 피부에 무언가 이상이 생겼을 때는 레티놀 사용을 중단해 주세요.

불로장수 건강법 72 완두콩 절반 정도의 사용량으로 상황을 지켜본다

당연한 말이겠지만, 레티놀의 사용량이 증가할수록 부작용도 커집니다. 피부가 약한 사람은 완두콩 절반 정도의 양부터 시작해 아무런 증상이 나타나지 않으면 1~2일 휴식기를 두고 조금씩 늘려갈 것을 추천합니다. 주름이나 색소 침착 예방이 목적이라면 3~4일 정도의 간격을 두고 사용하면 충분합니다.

불로장수 건강법 73 시간차를 의식해서 사용한다

레티놀의 변화는 곧바로 나타나지 않으며 24~48시간의 간격을 두고 효과가 확인됩니다. 레티놀을 바르고 몇 시간 동안 부작용이 나타나지 않았다고 해서 바로 안심하지 말고 이틀 정도는 상태를 지켜보기 바랍니다.

01 고통스화복

02 운동

03 독자단식

04 멸탈

05 영양

06 수면

07 피부

08 몸세뇌

09 로드맵

불로장수 건강법 74 베이스로 오일을 사용한다

레티놀을 사용하기 전에는 먼저 오일을 발라 두세요. 오일 덕분에 레티놀 성분이 피부에 서서히 스며들어 부작용이 잘 일어나지 않습니다. 오일은 호호바나 바셀린 무엇이든 괜찮습니다. 기존에 쓰던 제품을 그대로 사용하면 됩니다.

불로장수 건강법 75 젖은 피부에는 사용하지 않는다

젖은 피부에 레티놀을 사용하면 성분이 과도하게 침투할 우려가 있습니다. 세안 후 피부에 오일을 바르고 20~30분 정도 기다렸다가 사용하는 것이 가장 좋습니다.

불로장수 건강법 76 30분 후에 씻어낸다

레티놀을 피부에 바른 채 하룻밤이 지나도 별문제 없는 사람도 있지만, **보통은 바르고 나서 30분 후에 씻어내는 것이 좋습니다.**

여드름 피부에 레티놀을 30분만 사용한 사례와 바르고 방치한 사례를 비교한 선행 연구에서도 효과는 같다고 보고된 바 있습니다[96]. 장시간 사용한다고 해서 좋은 것은 아니므로 30분

후에 씻어내어 피부 자극을 억제하는 것이 무난합니다.

레티놀을 사용한 피부는 쉽게 민감해지므로 여느 때보다 자외선 차단제가 필요합니다. 자외선 차단제를 덧발라(233쪽) 자외선을 막는 철저한 대책을 세워야 합니다.

이제까지 살펴본 레티놀 사용법 포인트를 정리하면 다음과 같습니다.

❶ 세안 후에 오일을 발라 몇 분 정도 둔다.

❷ 피부에 물기가 없는 상태에서 완두콩 절반 정도의 크림을 골고루 펴 바른다.

❸ 일단 2~3일 정도의 간격을 두고 다른 이상이 나타나지 않는지 관찰한다.

❹ 아무런 문제가 없으면 '① 피부에 바로 사용한다 ② 양을 늘린다 ③ 도포 간격을 단축한다' 중에 한 가지를 골라 다시 부작용이 나타나지 않는지 확인한다.

이 작업을 반복해 자신에게 적절한 양을 찾는 것이 기본입니다. 올바르게 사용할 수만 있다면 레티놀보다 강력한 안티에이징 아이템은 없으므로 반드시 최적의 양을 찾아보길 바랍니다.

01 고통스화부

02 온동

03 독과 단식

04 멘탈

05 영양

06 수면

07 피부

08 팁 세트

09 로드맵

08

탈 세뇌

젊어 보이는 사람의
마음가짐은 어떠할까

요법 4 **디프로그래밍**　▶ 장수. 면역력. 자신감

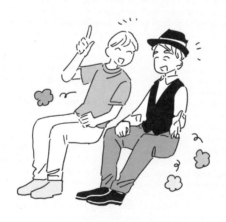

'행복한 사람일수록 장수한다(Happy people live longer).'

안티에이징을 다루는 학계에는 예전부터 이런 격언이 있습니다. 낙관적이며 인생에 긍정적인 사람일수록 젊은 외모를 유지하고 병에도 잘 걸리지 않으며 건강하게 오래 살 수 있다는 사고방식을 단순명료하게 정리한 말이에요.

낙관적인 사람일수록 수명이 길다는 사실은 여러 조사에서도 확인된 바 있으며, 그중에서도 하버드대학교가 70,021명의 건강 데이터를 분석해 내놓은 연구가 유명합니다[97]. 연구팀은 '앞날이 불투명하더라도 미래는 좋아질 것 같은가?' 등의 질문을 던져 피실험자의 낙관성 정도를 조사하고 약 8년간 추적해 전체 사망 위험과의 상관관계를 비교했습니다. 결과는 놀랍게도 낙관적인 사람이 비관적인 사람보다 생존율은 29% 높고, 암 발병 위험은 16% 낮았으며, 52%나 감염증에 덜 걸리는 경향이 있는 것으로 나타났습니다.

하버드대학교 등이 71,720명을 조사한 유사 연구에서도 낙관적인 사람이 비관적인 사람보다 50~70% 장수한다고 보고되어 낙관적 사고의 장점이 확인되었습니다[98].

행복한 사람일수록 건강을 유지하는 이유는 명확하지 않지만 연구자 대부분은 다음 세 가지 요소를 중시합니다.

❶ 행복감이 크면 활동적이 되고 자연스럽게 운동량이 증가한다.

❷ 낙관적인 사람은 불행이 닥쳐도 좀 더 쉽게 회복할 수 있다.

❸ 낙관성에 따라 스트레스가 감소하고 면역 시스템이 개선된다.

낙관적인 사고가 라이프 스타일을 자연스럽게 정돈하고, 나아가 일상적인 스트레스를 치유해 준 덕분에 생물학적인 기능에까지 좋은 영향을 미친 것이죠.

과거나 미래를 끊임없이 고민하기보다는 **근거는 없더라도 '미래는 밝다'라고 믿는 사람 쪽이 스트레스가 적고, 그만큼 육체적인 손상도 확실히 덜합니다.**

'젊으니까 행복해지는 것이 아니라 행복하니까 젊어진다.' 이것이 현시점에서 과학의 논리입니다.

에이지즘이
현대인을 늙게 만든다

아무리 낙관성이 중요하다고 말해도, 마음에 와닿지 않는 사람도 있을 거예요. 회사나 가정에서 실수를 저지르면 누구나 침울해지기 마련인데 그렇게 간단히 기분을 바꿀 수만 있다면 괴로울 사람은 아무도 없지 않을까 생각이 들기도 하지요. 오랜 세월 부정적인 사고로 살아온 사람의 상당수는 낙관적으로 변한 자신의 모습을 상상조차 하기 어렵습니다.

더욱 큰 문제는 현대 사회 특유의 '**에이지즘(Ageism)**'일 거예요. 에이지즘이란 간단히 말하면 '노화에 대한 부정적인 인식'을 뜻합니다. 가령 '고령자는 사회적 약자다, 나이가 들면 온몸이 쇠약해진다, 나이 든 사람은 고집불통이다' 등의 부정적인 이미지가 에이지즘의 일종이에요. 단지 고령이라는 이유로 개인에 대해 선입견을 갖는 태도는, 노인을 무조건 약자로 취급하는 사례뿐만 아니라 고령자 스스로 '난 이젠 늙어서 안 돼.'와 같이 자신을 비하하거나, 반대로 주위에서 고령자를 과보호하는 현상도 포함합니다.

단순히 이미지의 문제로 치부해서는 안 돼요. 노화에 대한 좋고 나쁜 인식은 우리의 젊음과 수명을 좌우할 만큼 커다란 영향

01 고통수학부
02 운동
03 독소 단식
04 멘탈
05 영양
06 수면
07 피부
08 탈 세뇌
09 로드맵

력을 가집니다.

예일대학교가 남녀 4,765명을 추적한 연구를 살펴볼게요[99]. 연구팀은 피실험자를 4년간 추적 조사해, 나이가 들어도 치매가 발병하지 않는 사람들의 특징을 분석했고 그 결과를 다음과 같이 내놓았습니다.

'노화에 대한 사고방식이 긍정적인 사람은 치매에 걸릴 위험이 낮다. 긍정적인 사고가 스트레스를 누그러뜨리고 치매의 방어벽처럼 작용하기 때문이다. 이 결과는 에이지즘에 당당히 맞서는 것의 중요성을 보여준다'

구체적인 수치를 들면, 고령에 대해 '경험이 풍부하다, 사려 깊다'와 같은 긍정적인 이미지를 가진 사람은 치매 발병률이 49.8%나 낮은 경향이 있었습니다. 이 수치는 식습관이나 운동의 개선 효과에 필적하는 수준입니다.

에이지즘의 위험성을 보여준 데이터는 그 밖에도 많습니다. 2002년 유사 조사에서도 노화에 긍정적인 고령자 그룹은 그렇지 않은 그룹보다 7.5년이나 오래 살았습니다[100]. 참가자의 경제력이나 과거 병력에 상관없이 고령에 긍정적인 태도를 지닌 사람은 더 긴 수명을 누렸습니다.

장수 마을에는
에이지즘이 적다

이탈리아의 칼리아리대학교가 사르데냐섬에 거주하는 100세 이상의 고령자를 조사한 연구에서도 흥미로운 결과를 엿볼 수 있습니다[101].

연구팀은 섬 주민에게 각자의 라이프 스타일을 묻고, 아울러 매일의 행복도와 인생에 대한 사고방식을 확인했습니다. 거기서 발견한 가장 중요한 핵심은 다음과 같습니다.

'사르데냐섬에서는 노인을 애물단지로 취급하지 않고 귀중한 지식을 전달하는 매개자로 여긴다. 고령자는 커뮤니티를 형성하는 중요한 자원 중 하나다. 동시에 가족이나 이웃은 적극적으로 고령자와 관계를 맺고, 매일 젊은이들과 어울릴 기회를 만들려고 한다.'

사르데냐섬에는 에이지즘이 거의 없으며 **나이가 들어도 가족의 중추적인 존재로 존경을 받습니다.** 이것이야말로 세계적인 장수 마을을 만들어낸 요인 중 하나이지요.

사실 인구통계학의 조사만 봐도 사르데냐섬에서의 생활이 결코 물질적으로 풍족하다고는 할 수 없습니다. 다른 지역보다 우수한 의료 기관도 없는 데다 주민들이 훌륭한 유전자를 타고나는 것도 아닙니다. 풍요로운 자연과 지중해식 외에는 그저 노화

01 고통 순화부

02 운동

03 독과 단식

04 멘탈

05 염증

06 수면

07 피부

08 탈 세뇌

09 모드업

를 부정적으로 바라보지 않는 풍토가 사람들을 건강 장수로 이끄는 것이겠지요.

하지만 우리의 사고방식은 오랜 세월 살아오면서 얻게 된 생활습관병 같은 것이어서 갑자기 '노화에 대해 긍정적인 이미지를 가져야 한다.'라고 한들 간단히 바꿀 수 있는 문제는 아닙니다. 특히 현대에는 '나이 듦'을 부정적으로 다루는 뉴스나 이미지가 흘러넘치므로 그러한 압박감에 대응하는 것만으로도 꽤 힘에 부칩니다.

그래서 PART 3의 마지막 편에서는 '**디프로그래밍(탈 세뇌)**'을 주제로 우리의 뇌에 뿌리박힌 노화에 대한 부정적인 인상을 누그러뜨리는 작업을 진행할 거예요. 뇌를 에이지즘에서 해방시켜 긍정적 사고를 강화하는 중요 단계입니다. 자기 안의 에이지즘에 주의를 기울이면서 즐겁게 임해 주세요.

01 고통 순환부

02 운동

03 독립 단식

04 멘탈

05 영양

06 수면

07 피부

08 탈 세뇌

09 로드맵

레벨 1 외모 체크를 줄인다

공중화장실의 거울로 얼굴 상태를 확인하거나, 스마트폰 카메라를 손거울로 사용하고 창에 비친 자신의 모습을 보고 머리 모양을 정돈하는 등 무의식중에 자신의 외모를 체크하는 사람이 적지 않을 거예요. 현대에서는 지극히 평범한 모습이지만 사실 이러한 행동이 우리의 멘탈을 위협할지도 모릅니다.

불로장수 건강법 78 거울 보는 횟수를 줄인다

디프로그래밍에서 맨 처음으로 들여야 할 습관은 '거울 보는 횟수 줄이기'입니다. 미국 플로리다대학교 등이 흥미로운 실험을 진행한 적이 있어요[102]. 남녀 대학생 84명을 모아 절반의 학생에게 '외모를 체크하는 횟수를 줄여주세요.'라고 요청하고 2주간 어떤 변화가 나타나는지 관찰했습니다.

연구에 정의된 '외모 체크'는 거울로 자신의 모습을 확인하는 것뿐만 아니라 다음 행동도 포함합니다.

- 친구에게 '오늘 이 옷 어때? 나한테 잘 어울려?' 하고 묻는다.
- 자신의 몸에서 싫은 부위를 패션으로 가린다.

- 자신의 외모를 타인과 비교하며 즐거워하거나 낙담한다.
- 수시로 메이크업과 헤어스타일을 고친다.

대다수가 무의식적으로 하는 행동들이지요. 연구팀은 이러한 외모 체크가 자신도 모르는 사이 행복도를 떨어뜨리고 있는 것은 아닐까 가정했습니다.

결과는 예상대로였습니다. **외모 체크를 제한한 그룹은 자기 몸에 대한 불만이나 노화에 대한 부정적인 이미지가 크게 줄어든 반면 자존감은 올라갔습니다.** 아직 초기 단계의 연구지만, 늘 자신의 외모를 신경 쓰면 불만이 점점 쌓이게 되리라는 사실은 쉽게 짐작할 수 있습니다.

마음에 걸리는 데가 있는 사람은 자신의 외모나 젊음을 확인하는 횟수를 가능한 한 줄여보세요. **스마트폰 배경화면 등에 '외모 체크를 하지 않기!'라고 등록해 두는 것도 좋겠지요.**

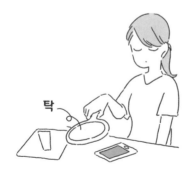

레벨 2 SNS 단식

최근 사회학 등에서 에이지즘의 온상이라고 지적되기 시작한 것이 SNS입니다. 인스타그램이나 페이스북에 날마다 올라오는 스타나 유명인의 사진이 우리에게 '늙는다'는 것에 대한 부정적인 이미지를 강화하고 외모에 대해 좋지 않은 인식을 심어주는 경향을 보인다는 데이터가 늘고 있기 때문입니다.

그중에서도 정밀도 높은 분석이 플로리다대학교가 20건의 선행 연구를 분석한 체계적 문헌 고찰(특정한 연구 질문에 대한 답을 찾기 위해 객관적이고 재현성이 확보된 방법으로 수집 가능한 연구 자료를 모아 결과를 고찰하고 분석하는 방법-옮긴이)입니다[103]. SNS의 부정적 영향에 관한 무수한 데이터를 정리한 결과로써 신뢰도가 높습니다.

요점을 추려 보면, 첫 번째로 SNS 이용은 자기 몸에 대한 불만이나 우울 증상과 깊은 상관관계가 있었습니다. SNS 사용 시간이 길수록 '나는 다른 사람보다 못생겼다. 나는 늙었다.' 등의 열등감이 커져 정신 건강을 점점 악화시켰습니다.

두 번째로 사진이나 영상 위주의 SNS가 더욱 열등감을 야기하기 쉬운 사실도 확인되었습니다. 잡티 하나 없는 인플루언서의 보정 사진, 매끈한 피부로 '여신스러움'을 어필하는 유명인 등의 현실감 없는 화상과 빈번히 접하는 동안 뇌 속 이미지가

01 고통수확물
02 운동
03 독과 단식
04 멘탈
05 염증
06 수면
07 피부
08 탈세포
09 노드맵

왜곡되어 심신에 악영향을 미치는 듯합니다.

인스타그램을 삼간다

영국 왕립공중위생협회가 약 1,500명의 남녀를 대상으로 한 조
사에서도 **'페이스북이나 트위터보다 인스타그램이 외모에 대한 불
만을 더 악화시킨다.'**라는 결론을 내놓으며, 이미지 기반 SNS가
지닌 악영향에 주의를 촉구했습니다 [104]. 이유 없이 자신의 외
모를 혐오하거나 비관하지 않도록 정기적으로 인스타그램이나
페이스북을 삼가는 'SNS 단식'이 필요합니다.

다만 SNS의 연구는 아직 시행된 지 얼마 되지 않았기 때문에
사용을 얼마나 자제해야 하는지에 대한 명확한 기준은 없어요.
따라서 여기서는 현재 확인되는 최적의 데이터를 참고로 가이
드라인을 정해 보고자 합니다.

• 디지털 기기 사용은 1일 1시간까지

여러 데이터에서는 스마트폰 사용이 1일 1시간을 넘은 시점
부터 정신에 악영향을 끼친다고 보고됩니다 [105, 106]. 모든 데이
터가 SNS만을 대상으로 한 것은 아니어서 주의가 필요하지만,
일단 1일 1시간까지를 기준으로 삼아 보기 바랍니다.

- **정기적으로 1주 동안 SNS 단식을 한다**

덴마크 코펜하겐 행복 연구소가 시행한 조사에 따르면 일주일 동안 SNS 사용을 완전히 끊은 피실험자는 행복도가 18% 상승했습니다[107]. 이 연구도 걸음마 단계이므로 결과를 단정할 수는 없지만, 시험 삼아 한 달에 일주일은 SNS 단식을 하며 자신의 멘탈에 어떤 변화가 나타나는지 확인해 보기 바랍니다. SNS가 결코 유해하다고는 할 수 없지만 페이스북이나 인스타그램으로 많은 사람이 열등감에 시달리고 있다는 점은 사실입니다. 지금 단계에서는 의도적으로 거리를 두고 사용해 보세요.

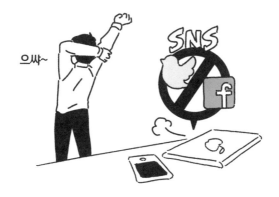

레벨 3   젊게 꾸민다

'젊게 꾸민다'라고 하면 어쩐지 내키지 않고 부정적인 인상이 들 수도 있겠지만, 안티에이징에서 만큼은 별개의 이야기입니다. **젊게 꾸민 패션에는 정신뿐 아니라 육체까지 젊어지게 만드는 효과가 있기 때문이에요.**

그 효과를 실증한 기관은 하버드대학교로, 연구팀은 남녀 50~200명에게 5가지 실험을 통해 '젊게 꾸미는 것'이 노화에 미치는 영향을 조사했습니다[108]. 그 결과 헤어스타일이나 머리색을 바꾼 것만으로 기분이 좋아졌으며 신체에도 긍정적 변화가 생겼음을 확인할 수 있었습니다. 젊은 스타일로 바꾼 사람들의 혈압이 떨어지고 몸이 편안한 이완 상태로 바뀐 것이죠.

이 실험에서 흥미로운 점은 헤어스타일을 바꾼 피실험자의 얼굴 사진에서 머리카락 부분만 잘라내 편집한 후 제삼자에게 매력도를 물은 결과 '전보다 외모가 더 젊어졌다'라고 평가한 점이에요. 즉 '새로운 헤어스타일'이라는 중요 정보를 제거했음에도 불구하고 표정이나 피부만으로 젊어 보이는 인상을 준 것이죠. 젊게 꾸민 효과는 생각보다 컸습니다.

하버드 연구팀은 과거에도 유사 실험을 진행한 적이 있습니다. 70~80대 남녀에게 20년 전에 유행한 옷을 입도록 하고 그

당시 영화나 음악을 감상하도록 했더니 **일주일 만에 뇌의 처리 능력이 높아지고 전신의 염증 수치가 떨어졌으며 운동 기능도 개선되었습니다**[109].

그 밖에도 <u>스스로 젊다고 인식하는 것</u>과 노화의 상관관계를 보여주는 많은 데이터를 살펴본 결과 다음의 현상을 확인할 수 있었습니다.

- '나는 늙었다'라는 마음이 강한 사람은 그렇지 않은 사람보다 사망률이 41% 높은 데다, 실제 나이보다 평균 5세는 늙어 보였다[110].
- 실제 나이보다 자신이 더 늙었다고 느끼는 사람은 그 후 2~10년 동안 여러 질병에 걸릴 확률이 10~25% 높았다[111].
- 머리숱이 적은 남성은 머리숱이 많은 남성보다 자신이 젊다는 인식을 잃어버리기 쉬운 탓에 노화 현상이 빨리 나타났으며 전립선암이나 심장병에 걸릴 위험도 높았다.
- 자신이 젊다고 생각하는 사람은 자존감이 높고 회사에서도 역량을 잘 발휘하는 경향이 있었다[112].

이러한 데이터는 모두 관찰 연구이므로 '젊다는 생각이 오래 살게 한다.'라는 사실을 정확히 증명한 것은 아닙니다. 그런 점

01 고통 속 희망
02 운동
03 독과 단식
04 멘탈
05 영양
06 수면
07 피부
08 탈세포
09 로드맵

에서 해석에 주의가 필요하지만 많은 노화 연구자가 '젊다는 마음가짐'이 몸과 마음이 늙는 것을 멈추게 한다고 언급한 점은 사실입니다.

아마 **자신을 젊다고 생각하는 사람은 자기 관리를 잘하며, 일상에서 스트레스도 덜 받을 것입니다.** 안티에이징의 출발점으로 우선 '젊게 꾸미는 것'부터 시작하는 것도 나쁘지 않겠습니다.

불로장수 건강법 80 또래의 옷차림을 본보기로 삼는다

아무리 젊게 꾸미는 게 좋다지만, 나이에 맞지 않는 옷차림이나 지나치게 유행을 의식한 머리 스타일은 곤란할 수도 있겠지요. 젊어지려고 도전했다가 괜히 위화감만 불러일으켜 역효과를 초래할지 모릅니다.

그래서 많은 심리학자가 추천하는 방법이 '패션 감각이 좋은 동년배를 본보기로 삼기'입니다. 주위의 비슷한 연배를 잘 살펴보면 스타일이 세련된 사람 한두 명쯤은 발견할 수 있을 거예요. 유명인이나 동료, 누구라도 좋으니 그런 사람들의 스타일을 참고해 보세요. 옷과 헤어스타일을 조금 바꾸기만 해도 기분전환이 되어 심신이 젊어질 거예요.

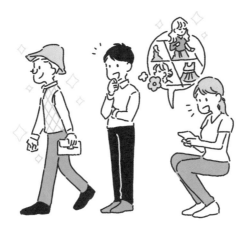

레벨 4 마인드 보디 워크

마인드 보디 워크는 몸을 움직이면서 멘탈을 관리하는 기술을 말해요. 요가나 태극권이 대표적인 예로 둘 다 천천히 움직이면서 심호흡과 집중력을 조절하고 정신적 안정을 도모한다는 공통점이 있습니다.

불로장수
건강법 81 요가나 태극권을 한다

이런 종류의 운동은 옛부터 멘탈 개선 효과가 뛰어나다고 알려져 있습니다. 미국 플로리다애틀랜틱대학교에서 실시한 32건

01 고통 순환부

02 운동

03 독과 단식

04 멘탈

05 영양

06 수면

07 피부

08 팀 셀 바

09 로드맵

의 비체계적 문헌 고찰(특정 주제에 관한 정보 및 그것의 비판적 분석에 대한 이론적 논의. 이미 알려진 것이 무엇인지를 요약하고 새로운 관점을 강조하는 것 등이 목적임-옮긴이)에 의하면 거의 모든 문헌에서 **'요가나 태극권은 우울증이나 불안을 줄인다.'**라고 보고되었습니다[113].

더욱이 최근에는 **마인드 보디 워크가 에이지즘을 누그러뜨린다는 견해도 나오고 있습니다.** 예를 들어 2018년 연구에서는 최소 1년 이상 요가를 해온 남녀를 인터뷰한 결과 전체의 83%가 몸에 대한 이미지 개선 효과가 있었다고 답했습니다[114]. 여성 피실험자를 10주 동안 요가 코스에 참가하게 한 테스트에서도 종료 후 신체에 대한 만족도가 개선되었음을 확인할 수 있었습니다[115]. 참가자 대다수는 요가를 하는 동안 자기 몸의 결점을 받아들이고 타인의 젊음이나 아름다움을 부러워하는 일이 줄어들었습니다.

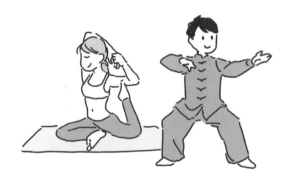

이러한 효과에 대해서 대다수 연구자는 '요가 덕분에 자기 몸에 대한 이해가 깊어진 것이 원인'이라고 분석했습니다. 요가 동작을 바르게 취하려면 천천히 움직이면서 자신의 몸을 반복해서 관찰하지 않으면 안 됩니다. 그러면 동작을 취하는 동안 **신체에 관한 정확한 정보가 뇌에 전달되어 결과적으로 SNS나 미디어 탓에 왜곡된 보디 이미지가 개선됩니다.**

그런 의미에서 볼 때 자신의 신체를 천천히 관찰하는 유형의 운동이라면 어떤 것이든 비슷한 효과를 얻으리라 생각됩니다. 검증 데이터는 요가가 많긴 하지만 필라테스나 합기도, 보디 스캔 명상(206쪽 참조)을 해 보는 것도 좋겠지요.

요가나 명상 클래스에 가는 것도 좋지만 집에서 동영상 사이트 등에 올라온 가이드 영상을 보며 따라 하는 것도 좋습니다. 우선 1일 15~30분을 목표로 2주 동안 실시해 보면서 자신의 보디 이미지가 개선되었는지 확인해 보세요.

01 고통스러화부

02 운동

03 독과단식

04 멘탈

05 영양

06 수면

07 피부

08 탈세뇌

09 로드맵

레벨 5   긍정적인 보디 이미지

'긍정적인 보디 이미지'란 네덜란드 마스트리흐트대학교의 심리학팀이 고안한 멘탈 개선 기술로, 주로 여성을 대상으로 한 실험에서 자기 외모에 대한 부정적 이미지를 개선하는 효과가 있음을 보여 주었습니다[116].

'보디 이미지(Body image, 신체상)'는 지금까지 여러 번 나온 단어지만 새롭게 그 중요성을 설명하자면 **'자신의 외모를 어떻게 생각하는가?'를 나타내는 심리학 용어로 개인이 자기 신체에 대해 갖는 느낌이나 태도**를 의미합니다.

가령 '나는 너무 뚱뚱해. 주름이 늘었어⋯⋯.'라는 감각으로 계속 고민하거나 체형 개선을 위해 과도한 다이어트를 습관적으로 하는 사람은 '보디 이미지가 나쁘다.'라고 간주합니다. 사실 정도가 심하든 아니든 현대인이라면 누구나 품고 있는 문제일 테지만요.

하지만 그 악영향은 매우 크기 때문에 그냥 내버려 두면 다음과 같은 여러 문제를 일으킵니다.

- **살찌기 쉽다** : 약 4,000명을 조사한 플로리다대학교의 연구에 따르면 자신의 외모를 싫어하는 사람은 4년 후 체중이

늘어날 확률이 2.5배나 높았다[117]. 이유는 명확하진 않지만 부정적인 보디 이미지 탓에 스트레스 호르몬이 증가해 과식을 부른 것이 원인으로 추측된다.

- **위기에 약하다** : 자신의 외모에서 싫은 부위를 수용하지 않는 피실험자는 일상에서 일어나는 문제에 잘 대처하지 못하고 섭식 장애가 쉽게 일어난다는 보고도 있다[118]. 반대로 외모의 결점도 괜찮다고 여기는 사람은 살면서 맞닥뜨린 위기에 강하고 낙관적인 경향이 있었다.

자신의 외모를 싫어하는 수준까지는 아니더라도 무의식중에 끊임없이 외모를 확인하거나 셀카 사진을 보정하는 사람도 꽤 많을 거예요. 상황이 악화되기 전에 긍정적인 보디 이미지를 만드는 방법을 실천하는 등 정기적인 관리가 필요합니다.

불로장수 건강법 82 외모가 아닌 신체 '기능'에 초점을 맞춘다

긍정적인 보디 이미지를 만들기 위한 실천법을 소개할게요. 외모에 대한 부정적인 생각에서 벗어나기 위해 하루에 한 가지 미션을 수행하도록 구성했습니다. 1일 5~10분이면 충분하므로 가볍게 해 보기 바랍니다.

01 고통스러워
02 운동
03 독과 단식
04 멘탈
05 영양
06 수면
07 피부
08 탈세포
09 노드모

1일째 : 신체 기능 고찰

첫째 날은 자신의 신체가 지닌 기능에 대해 생각해 보세요. 여기서 '기능'은 몸을 이용해 할 수 있는 모든 것을 가리킵니다. 이를테면 '달린다. 먹는다. 듣는다. 본다.'와 같이 생존에 필요한 능력 외에도 '춤을 춘다. 그림을 그린다.'와 같은 창의적인 능력도 포함됩니다. **'내 몸을 사용해 어떤 일을 할 수 있을까?'**를 생각하면서 최소 10개 정도 떠오르는 대로 목록을 작성하세요.

목록이 완성되면 '나에게 중요하다'고 생각되는 기능 5개를 직감적으로 골라 각각에 대해 **'이 신체 기능은 내게 어떤 의미를 지닐까?'**를 생각해 봅니다. '만약 음악을 들을 수 없다면 인생이 얼마나 지루할까? 샤워를 할 수 없다면 스트레스가 얼마나 클까? 책 읽는 능력을 쓸 수 없다면?' 등 신체 기능이 어떤 역할을 행하고 있는지 찾아보기 바랍니다. 이 단계에서는 너무 깊이 생각하지 말고 그저 한번 떠올려 보는 정도도 괜찮아요.

2일째 : 감각과 운동 고찰

둘째 날은 자신의 신체가 지닌 기능을 운동계와 감각계로 나누어 더욱 깊게 파고들어 봅시다. 예를 들어 '내 몸은 어떤 운동을 할 수 있을까?', '어떤 감각을 발휘할 수 있을까?'를 생각하면서 자신에게 있어 '이건 중요해!'라고 생각하는 기능을 5가지씩 적어 보세요.

- 운동 기능 → 걷다, 달리다, 쥐다, 던지다, 산책하다, 손가락을 구부린다, 균형을 잡는다 등
- 감각 기능 → 듣는다, 본다, 맛본다, 쾌감을 느낀다, 고통을 느낀다 등

목록이 완성되면 첫째 날과 마찬가지로 '이러한 신체 기능이 내 생활에 어떤 의미가 있는가? 내게 이런 기능이 왜 중요한가?'를 생각하면서 대답을 약 5분간 적어 보세요. '걷지 못하면 출근할 수 없다.', '보지 못하면 좋아하는 영화를 볼 수 없다.' 등 형식은 신경 쓰지 말고 떠오르는 대로 써 보세요.

3일째 : 건강과 창조성 고찰

셋째 날은 자신이 중요하다고 여기는 신체 기능을 건강과 창조성의 관점에서 5개씩 써 보기 바랍니다.

- 건강 기능 → 음식물을 소화한다, 땀을 흘린다, 눈물을 흘린다, 치유한다, 소화한다 등
- 창조성 기능 → 춤을 춘다, 그림을 그린다, 감상한다 등

01 고통 ↔ 회복

02 운동

03 독과 단식

04 멘탈

05 영양

06 수면

07 피부

08 탈 세뇌

09 모드 전환

다음은 2일째와 마찬가지로 '이러한 신체 기능이 내 생활에 어떤 의미가 있는가? 내게 왜 중요한가?'를 생각하면서 대답을 대략 5분간 써 보기 바랍니다.

4일째 : 셀프 케어와 커뮤니케이션 고찰

넷째 날은 자신이 중요하다고 여기는 신체 기능을 셀프 케어와 커뮤니케이션의 관점에서 5개씩 적어 보길 바랍니다.

- 셀프 케어 기능 → 잔다, 씻는다, 반려동물을 안는다 등
- 커뮤니케이션 기능 → 이야기한다, 제스처를 취한다, 웃는다 등

다음도 마찬가지로 '이러한 신체 기능이 내 생활에 어떤 의미가 있는가? 내게 왜 중요한가?'를 생각하면서 대답을 대략 5분간 적어 보세요.

5일째 : 신체 기능 정리

여기까지 실천했다면 자신의 몸이 매일의 생활에서 수행하는 기능에 대한 이해가 어느 정도 깊어졌을 거예요. 이제 마지막 날은 다음 사항에 대해 5분 동안 생각해 보기 바랍니다.

- 나의 몸 덕분에 지금까지 인생에서 해낸 것은 무엇인가?
- 매일 필요한 일을 하기 위해 나의 몸은 어떤 역할을 수행하고 있는가?

이상으로 긍정적인 보디 이미지 만들기는 끝입니다. 이 훈련을 함으로써 보디 이미지가 긍정적으로 바뀌는 이유에 대해서 마스트리흐트대학교의 연구팀은 '사람들은 항상 신체의 겉모습만 신경 쓰고 기능에 대해서는 생각하지 않기 때문'이라고 밝혔습니다. 현대인의 상당수가 미디어나 SNS를 통해 자신의 젊음이나 체중을 의식하기 쉽고 자신도 모르게 '여기에 주름이 있었네.', '저 사람보다 늙었어.'라는 부정적인 생각을 품는 경향이 있습니다.

이때 겉모습만이 아니라 신체의 기능에 초점을 맞추는 훈련을 하다 보면 '내 외모는 어떤가?'에서 **'내 몸은 어떤 일을 할 수 있는가?', '내 몸을 사용해서 얼마만큼 목표를 달성할 수 있는가?'로 의식이 바뀝니다.** 그 덕분에 외모에 대한 집착이 줄어들고 보디 이미지가 조금씩 긍정적으로 바뀌는 것이죠.

이제부터 마음속에 부정적인 사고가 떠오를 때마다 **'나의 신체 기능'**에 대해 생각해 보세요. 그것만으로도 무의식중에 손상되었던 보디 이미지가 개선될 거예요.

01 고통·쇠약
02 운동
03 두뇌·단식
04 멘탈
05 영양
06 수면
07 피부
08 탈·세뇌
09 로드맵

4

체계적으로 실천하기

최적의 효과를 거두는
안티에이징 로드맵으로 시작한다

젊어지는 데는
시간이 걸린다

– 파블로 피카소 (예술가)

우리 인간은 선택지가 너무 많으면 오히려 선택하기 힘들어하는 생명체입니다. 지금까지 소개해온 82가지 건강법을 두고 어디서부터 손을 대야 할지 막막한 생각이 들지도 모르겠습니다.

각각의 방법은 검증 데이터의 양과 질에서 차이가 존재하는 데다 당연히 그에 대한 효과도 크게 다릅니다. 맨 처음부터 순서대로 모두 활용하면 좋겠지만, 상황이 여의치 않는다면 데이터와 효과의 균형성이 좋은 방법부터 실천하는 편이 효율적이겠지요.

따라서 이번 파트에서는 **불로장수 건강법을 일상에서 최대한 효율적으로 활용하기 위한 4가지 로드맵을 소개합니다.** 82가지 방법 중 특히 효과를 보기 쉬운 것을 다시금 선별해 '초심자용', '피부 개선용', '체력 강화용' 등 목적별로 나누고 어느 방법부터 실천하면 좋을지 체계적으로 정리했습니다. 꼭 참고해 보세요.

09

로드맵

최단 루트로
목표에 도달한다

표준 로드맵

안티에이징 초심자용 로드맵입니다. 효과를 실감하기 쉬운 것부터 순서대로 구성했으므로 지금까지 안티에이징을 위해 무언가를 시도한 적이 없는 분이나 뚜렷한 이유 없이 컨디션이 좋지 않다는 분은 여기에서 시작해 보세요.

스텝 1 **수면 환경 개선**

가장 쉽게 효과를 볼 수 있는 방법은 수면 환경 개선이에요. 우선 '슬리프 체크 리스트(190쪽)'의 수면 환경을 점검·개선하고 여유가 된다면 수면 행동의 개선에도 도전해 보세요. 단, **수면은 인지에 좌우되는 부분도 크기 때문에 환경을 개선해도 변화가 보이지 않을 때는 자기 전 '브레인 덤프'(209쪽)나 '보디 스캔 명상'(206쪽)을 해 보길 추천합니다.**

스텝 2 **활동량 증가**

수면 환경을 정돈했으면 다음은 운동을 해야 합니다. 가장 중요한 것은 'NEAT 스코어링'(64쪽)으로 현재 아무런 운동을 하지 않고 있다면 합계가 15점을 넘기는 라이프 스타일을 목표로 삼아 봅니다. 업무 등의 일과로 온종일 몸을 많이 움직이는 사람은 '인터벌 속보'(74쪽)부터 시작하면 좋습니다.

덧붙여 속보를 할 때 '약간 빠르게 걷기'의 기준을 잘 모르겠다면 **구글이나 애플의 지도 앱을 페이스 메이커로 사용해도 좋아요.** 이러한 앱에서 제공하는 '도착 예정 시각'은 일반 보행 속도보다 빠르기 때문에 표시된 시각에 맞춰 걸으면 조금 더 강도 높게 걸을 수 있습니다.

스텝 3 철저한 스킨케어

세 번째로 효과를 보기 쉬운 방법은 스킨케어를 철저히 하는 것입니다. 우선 '07 피부' 편에서 추천한 내용을 바탕으로 자신의 피부에 맞는 보습제와 자외선 차단제, 클렌저를 골라 매일 관리하는 습관을 들여 주세요. 레티놀은 사용하기가 조금 까다로우므로 굳이 사용하지 않아도 됩니다. **주름이 신경 쓰이면 그때 고려해도 괜찮습니다.**

스텝 4 식사의 질 높이기

지금까지 식사에 전혀 신경을 쓰지 않았다면 이번 단계에서는

'퀄리티 조금 높이기'(151쪽)나 '지중해식'(154쪽)부터 시작해 보세요. 지중해식 점수가 6~7점이 되는 생활을 최소 4주 동안 지속해서 피부 상태나 기분이 개선되는지 셀프 체크해 보기 바랍니다. 동시에 폴리페놀(92쪽)이나 황 함유 화합물(95쪽) 섭취를 늘려 세포에 활기를 불어넣는 것도 효과적입니다.

스텝 5 운동 부하 높이기 또는 단식 도입

스텝 5에서는 목표를 한 단계 더 높이기 위해 'SIT 프로토콜'(77쪽)로 운동의 부하를 높이거나 'TRF'(101쪽) 등의 단식을 습관화합니다. 어느 쪽을 선택할지 고민이라면 자신이 좋아하면서도 오래 지속할 수 있는 쪽을 골라 주세요. 물론 양쪽 모두 실천해도 상관없어요.

 여기까지 왔다면 여러분의 안티에이징 레벨은 이미 평균 이상일 거예요. 다음으로는 운동량을 더 늘려도 좋고 수면의 질을 높여도 좋고 자신의 약점을 보충해도 좋습니다.

01 고통수확무

02 운동

03 독파단식

04 멜탈

05 영양

06 수면

07 피부

08 탈세뇌

09 로드맵

체력 강화 로드맵

쉽게 피곤해지거나 일에 집중하기 어려운 사람은 우선 체력부터 기르는 것이 우선이겠지요. 체력 강화 로드맵을 기반으로 쉽게 지치지 않는 몸 만들기를 목표로 삼아 봅시다.

스텝 1 스트레스 대책 강화

현대 사회의 피로감에 시달리는 사람은 체력적인 문제보다 **정신적 스트레스를 잘 해소하지 못하는 경향이 있습니다.** 우선 '보디 스캔 명상'(206쪽)이나 '브레인 덤프'(209쪽)를 시작해서 마음에 쌓인 스트레스를 처리하는 습관부터 들여 보세요. '마인드 보디 워크'(263쪽)도 함께 실천하면 스트레스에 강해집니다.

스텝 2 운동을 통해 한계를 조금씩 갱신한다

스트레스 해소 감각을 몸에 익혔다면 실제 활동량을 늘려 봅시다. 운동 습관이 없는 사람은 '워킹'(72쪽)부터 시작해 조금씩 부하를 높여 주세요. '어디까지 부하를 늘려야 하는가?'는 어려운 문제지만 앞서 설명한 메타 분석(72쪽)에 따르면 러닝이나 수영

01 고통수화복

02 운동

03 독과단식

04 멘탈

05 영양

06 수면

07 피부

08 팀 세뇌

09 프드맵

같은 강도 높은 운동을 하는 사람은 그렇지 않은 사람보다 사망률이 48% 낮았습니다. 물론 갑자기 과도하게 운동하는 것은 금물이며, 장기적으로는 'HIIT-WB'(79쪽)처럼 부하가 높은 운동을 주 2~3회 하는 수준까지 가면 좋습니다.

한편 가장 최근 연구에서는 뇌내 마약(뇌내에서 작용하는 신경전달물질의 일종. 엔도르핀이 대표적임-옮긴이)을 받아들이는 수용체가 선천적으로 적은 사람이 있다는 사실도 밝혀졌습니다. **이런 유형의 사람은 강도 높은 운동을 해도 행복감을 느끼기 어렵고, 소위 '러너스 하이(통상 30분 이상 뛰었을 때 얻어지는 쾌감-옮긴이)'도 체험할 수 없습니다** [1]. 고부하 운동을 즐기지 못할 가능성이 크므로 'HIIPA'(69쪽)의 부하를 천천히 높이는 방향으로 실시해 보기 바랍니다.

스텝 3 **식사를 통한 회복에 신경 쓴다**

운동으로 인한 손상을 회복하는 데는 단백질과 당질의 섭취가 중요해요. '단백질 적정 섭취량'(169쪽)과 '채소와 과일의 목표 섭취량'(160쪽)을 바탕으로 적당량을 섭취하도록 신경 씁니다. 자고 일어나도 피로가 가시지 않는다면 운동이 지나치게 과했거나 영양 부족 때문일 수 있으므로 특히 당질의 섭취량을 늘리기 바랍니다.

스텝 4 **체력의 효과 검증**

'프로그레스 엑서사이즈'(58쪽)가 습관으로 자리 잡았다면, 1개월마다 효과를 검증해 봅니다. 체력의 변화를 구체적으로 실감하면 의욕이 상승하고 적절한 운동 부하를 파악하는 데 도움이됩니다. 질 좋은 식사와 스트레스 해소를 병행하고 과한 운동을삼가면서 테스트 결과를 바탕으로 운동의 부하를 높여 가세요.체력 측정법은 무수히 많지만 대강 파악하는 정도라면 다음 두가지 방법으로도 충분해요.

- **12분 러닝** : 심폐 기능을 판단하는 테스트로 피트니스 세계에서 널리 사용되는 방법이다. 되도록 평탄하게 뛸 수 있는장소를 골라(트레드밀을 사용해도 좋음) 12분에 몇 미터를 달릴수 있는가로 체력을 측정한다. 테스트 결과는 다음 쪽 표로판단한다. 안티에이징을 위해서는 심폐 기능을 최소한 '좋음'수준까지는 유지하는 게 좋다.

- **푸시업 챌린지** : 근육 기능을 측정하기 위해 사용하는 테스트. 각국의 의학회에서도 채택하는 방법으로 꽤 정확하고간단하게 근지구력을 측정할 수 있다. 남성은 팔을 어깨너

12분 러닝으로 측정하는 심폐 기능 기준

연령	성별	매우 좋음	좋음	보통	나쁨	매우 나쁨
13-14세	남성	2700m~	2400-2700m	2200-2399m	2100-2199m	~2100m
	여성	2000m~	1900-2000m	1600-1899m	1500-1599m	~1500m
15-16세	남성	2800m~	2500-2800m	2300-2499m	2200-2299m	~2200m
	여성	2100m~	2000-2100m	1700-1999m	1600-1699m	~1600m
17-19세	남성	3000m~	2700-3000m	2500-2699m	2300-2499m	~2300m
	여성	2300m~	2100-2300m	1800-2099m	1700-1799m	~1700m
20-29세	남성	2800m~	2400-2800m	2200-2399m	1600-2199m	~1600m
	여성	2700m~	2200-2700m	1800-2199m	1500-1799m	~1500m
30-39세	남성	2700m~	2300-2700m	1900-2299m	1500-1899m	~1500m
	여성	2500m~	2000-2500m	1700-1999m	1400-1699m	~1400m
40-49세	남성	2500m~	2100-2500m	1700-2099m	1400-1699m	~1400m
	여성	2300m~	1900-2300m	1500-1899m	1200-1499m	~1200m
50세~	남성	2400m~	2000-2400m	1600-1999m	1300-1599m	~1300m
	여성	2200m~	1700-2200m	1400-1699m	1100-1399m	~1100m

01 고통수화부
02 운동
03 독과 단식
04 멘탈
05 영양
06 수면
07 피부
08 탈 세뇌
09 프로필

비로 벌리고 일반적인 푸시업 자세를 취해 최대 몇 개까지 할 수 있는지 센다. 여성은 무릎을 바닥에 대고 하는 니 (Knee) 푸시업이어도 상관없다. 성별과 연령별 기준은 표를 참고한다.

푸시업 챌린지로 측정하는 근육 기능 기준						
	성별	20-29세	30-39세	40-49세	50-59세	60세~
최고	남성	55 이상	45 이상	40 이상	35 이상	30 이상
	여성	49 이상	40 이상	35 이상	30 이상	20 이상
좋음	남성	45-54	35-44	30-39	25-34	20-29
	여성	34-48	25-39	20-34	15-29	5-19
보통	남성	35-44	25-34	20-29	15-24	10-19
	여성	17-33	12-24	8-19	6-14	3-4
나쁨	남성	20-34	15-24	12-19	8-14	5-9
	여성	6-16	4-11	3-7	2-5	1-2
매우 나쁨	남성	19 이하	14 이하	11 이하	7 이하	4 이하
	여성	5 이하	3 이하	2 이하	1 이하	0

01 고통스화부

02 운동

03 독과 단식

04 멘탈

05 영양

06 수면

07 피부

08 탈 세뇌

09 로드맵

외모 개선 로드맵

젊고 생기 있는 외모를 유지하는 데 중점을 둔 로드맵입니다. 왠지 모르게 활력이 없거나 실제 나이보다 더 나이 들어 보인다는 사람은 여기서부터 시작해 보세요.

스텝 1 운동을 통해 한계를 서서히 갱신한다

'나이 듦'에 대한 부정적인 이미지는 상상 이상으로 악영향을 불러일으킵니다. 스스로 나이 들었다고 단념해 버리면 개선하고자 하는 의욕이 떨어지고, 반대로 젊음을 너무 동경해도 스트레스가 쌓이기 마련입니다. 그럴 때는 우선 '나이 듦'의 이미지부터 개선하는 것이 좋습니다.

'젊게 가꾸기'(260쪽)에 기초해 '외모 체크를 줄이고'(255쪽) 정기적인 'SNS 단식'(257쪽)을 실천하세요. 여유가 있다면 '긍정적 보디 이미지'(266쪽) 만들기도 실행해 보길 바랍니다.

스텝 2 철저한 보습과 자외선 차단

피부는 인상을 좌우하는 데 큰 역할을 합니다. 지금까지 보습을 제대로 하지 않았던 사람은 자신에게 맞는 제품을 찾아 사용하면 피부 상태가 놀랍도록 좋아질 거예요. **그중에서도 보습과 자외선 차단은 피부에 막대한 영향을 끼치므로 철저하게 관리해 주어야 합니다.**

피부 미백에 신경 쓴다면 레티놀 이외에 하이드로퀴논을 사용하는 것도 방법입니다. 20년 이상 널리 사용되어 온 미백제로 2~4% 크림을 4주간 사용하면 색소 침착을 억제하는 효과를 기대할 수 있습니다[2]. **단, 하이드로퀴논 역시 피부 트러블을 잘 일으키는 성분이므로 우선 2% 정도의 크림을 팔에 발라 하루 동안 이상이 생기지 않는지 확인해 주세요.**

스텝 3 **철저한 숙면 행동**

외모 개선에 양질의 수면을 빼놓고 이야기할 수 없겠지요. 잠이 부족한 날 아침은 얼굴에 생기가 없고, 푹 자지 않으면 피부의 턴오버도 진행되지 않습니다. 그런 의미에서 앞서 살펴본 수면 개선법을 모두 실천하면 좋겠지만, 그중에서도 중요하게 봐 주었으면 하는 방법이 '수면 행동 개선'(199쪽)입니다.

수면 행동 개선에서 다룬 '단백질을 섭취해서 숙면을 부른다', '식이섬유로 숙면 체질을 만든다' 등은 숙면을 유도하는 효과만 있는 게 아니에요. **충분한 아미노산 섭취는 피부 장벽 기능이 제대로 가동되게 하고, 식이섬유가 만들어내는 부티르산은 체내의 염증을 억제해 피부 트러블을 막아 줍니다.** 그러므로 적어도 기준 섭취량은 지키는 것이 중요합니다.

스텝 4 운동량 증가

운동이 피부를 가꿔준다는 사실은 이미 59쪽에서 살펴봤지요. 피부 미용에 가장 도움이 되는 운동의 종류와 양은 아직 밝혀진 바 없지만, 현재 **근력 운동과 유산소 운동 모두 피부를 좋아지게 하는 효과가 있다고 보고되고 있어요.**

야외 운동으로 피부가 자외선에 노출되는 점만 주의하면 어떤 운동이라도 피부가 좋아질 것입니다. 최종적으로는 'HIIT-WB'(79쪽)처럼 근육과 심폐 기능을 동시에 높일 수 있는 운동을 습관화하는 것이 이상적이에요.

스텝 5 폴리페놀 증가

양질의 식사는 젊고 생기 있는 외모를 만드는 데 중요합니다. '지중해식'(154쪽)은 8~9점을 목표로 삼을 것을 추천합니다. 그중에서도 **폴리페놀은 자외선에 오랜 기간 노출되어 생기는 노화나 산**

01 고품수화물

02 운동

03 두부단식

04 멘탈

05 영양

06 수면

07 피부

08 탈모세뇨

09 오드모

화로부터 피부를 지키는 기능이 있으므로 적극적으로 섭취해야 할 식품입니다[3]. 어떤 폴리페놀이 피부에 좋은가에 대해서는 전문가의 의견이 엇갈리지만 현시점에서는 안토시아닌, 탄닌, 카테킨, 카카오 플라바놀, 푸니칼라진 등이 긍정적인 평가를 받고 있어요. 구체적으로는 블루베리, 녹차, 코코아, 석류 등을 섭취하면 좋습니다.

01 고통수확부

02 운동

03 독과단식

04 멘탈

05 영양

06 수면

07 피부

08 탈 셀프

09 로드맵

뇌 기능 & 멘탈 개선 로드맵

마지막은 뇌의 인지 기능과 멘탈을 개선하기 위한 로드맵입니다. 이유 없이 계속 기분이 가라앉거나 머리가 멍하고 두뇌 회전이 잘 되지 않는 느낌이 강할 때는 다음 과정을 실행해 보기 바랍니다.

스텝 1 운동

뇌 기능을 향상시키는 데 기초가 되는 것이 운동입니다. 운동이 두뇌를 젊게 만든다는 것은 잘 알려진 사실이에요. **유산소 운동이나 근력 운동을 하면 주의력, 결단력, 분석력, 기억력 등이 크게 향상된다는 사실이 여러 문헌을 통해 밝혀졌습니다.**

36건의 선행 연구를 조사한 메타 분석에서는 조깅보다 부하가 강한 운동을 1회 45~60분 범위에서 하면 뇌 기능이 개선된다는 사실이 밝혀졌습니다[4]. '인터벌 속보'(74쪽)보다 강한 부하를 목표로 일주일에 2~3회, 최소 1회 45분씩 운동할 것을 추천합니다.

스텝 2 **노출**

운동으로 뇌 기능 개선의 기반을 다졌다면, 뇌에 좀 더 일상적인 부하를 가해 주세요. '노출'(122쪽)로 현재 자신에게 가장 적당한 수준의 챌린지를 찾아 일주일에 하나씩 새로운 행동을 취해 보기 바랍니다. '뉴로빅스'(136쪽)로 가벼운 두뇌 트레이닝을 함께 하면 좋습니다.

스텝 3 **수면 개선으로 정보 처리를 향상**

학습에 있어 숙면이 빠질 수는 없겠지요. 우리가 자는 동안에 뇌가 정보를 처리하고 기억을 저장한다는 사실은 익히 알려진 사실입니다. 운동과 노출로 끌어올린 뇌 기능을 충분히 활성화시키기 위해 '슬리프 체크 리스트'(190쪽)에서 10~15점 달성을 목표로 해 주세요. 그중에서도 '인생의 의미'(214쪽)와 '명상'이라는 인지계 활동은 수면 개선은 물론 뇌 기능도 자극하므로 적극적으로 실천해 보기 바랍니다.

스텝 4 **철저한 지중해식**

운동과 더불어 식사도 뇌 기능 개선에 필수입니다. 현 단계에서 양질의 데이터가 많은 것은 '지중해식'(154쪽)으로, 18건의 관찰 데이터를 정리한 체계적 문헌 고찰에서는 이런 유형의 식사를 철저히 할수록 장기 기억, 작업 메모리, 주의력이 향상된다고 보고된 바 있습니다[5]. 연구팀은 **지중해식에 풍부하게 함유된 비타민 B군과 오메가3지방산의 중요성을 강조하고, 포화지방산과 설탕이 뇌에 미치는 악영향에 주의를 촉구했습니다.** 뇌 기능을 젊게 유지하기 위해서라도 '지중해식 채점표'(156쪽)의 합계를 가능한 수준까지 높이세요.

01 고통순환부

02 운동

03 독과 단식

04 멘탈

05 영양

06 수면

07 피부

08 탈세뇌

09 모드업

100세 시대라고 불리는 지금 이 순간에도 인간의 수명은 점점 연장되고 있습니다. 그러나 한편으로는 건강 수명과의 차이도 벌어지기 시작했어요. 비록 남녀 모두 평균 수명이 80세를 넘겼다고는 해도 건강에 문제가 있는 채로 사는 기간이 늘어나 건강 수명과 9~15년간이나 격차가 벌어졌습니다.

이러한 사실은 대다수의 현대인이 본래의 잠재력을 충분히 발휘하지 못하고 있다는 반증이기도 합니다. PART 1에서도 봤듯이 과거에는 일상적으로 반복된 고통과 회복의 사이클이 현대에는 제대로 작동하지 않아 신체 기능이 억눌려 있기 때문입니다.

물론 사람은 누구나 예외 없이 늙어서 흙으로 돌아갑니다. 그 운명은 누구도 거스를 수 없지만 이 책의 방법을 활용하면 사르데냐섬의 주민이나 각국의 슈퍼에이저들처럼 분명 실제 나이보다 젊은 뇌와 신체를 오래도록 유지할 수 있습니다.

다만 이 책에서 전하고자 하는 바는 상식을 뒤엎을 만한 신비한 기술도, 인체의 메커니즘을 조작하는 계책도 아니에요. 이미 확립된 지식을 적용할 수 있는 범위까지 깊게 파고든, 이른바 '왕도의 끝'이라 불릴 법한 방법들뿐입니다. 과학이 내놓는 결론은 시대에 따라 달라지는 것이 당연하지만 기본 지식일수록 쇠퇴하기가 어려울뿐더러 그만큼 수명도 길기 마련입니다.

안티에이징을 위한 꿈의 신약이나 보충제는 필요 없습니다. 이 책에서 다루는 방법으로 우리 속에 잠든 기능을 해방해 최적화된 인생을 살아가기를 소망합니다.

여는 글

1. Hillard Kaplan et al. (2017) Coronary atherosclerosis in indigenous South American Tsimane: a cross-sectional cohort study. Tha Lancet , 389 : P1730-173

part1

1. Duck-chul Lee et al. (2014) Leisure-time running reduces all-cause and cardiovascular mortality risk . Journal of the American College of Cardiology, 64: 472-481
2. Edward J. Calabrese (2014) Hormesis: from mainstream to therapy. J Cell Commun Signal, 8: 289–291
3. Christensen K, Thinggaard M, McGue M, et al. Perceived age as clinically useful biomarker of ageing: cohort study. BMJ., 339, 2009, b5262.
4. Miyawaki S, Kohara K, Kido T, et al. Facial pigmentation as a biomarker of carotid atherosclerosis in middle-aged to elderly healthy Japanese subjects.
Skin Res Technol., 22, 20-24, 2016.
5. Yamanouchi Kazuya, Mise Katsutoshi (2014) Vaccinology. Iwanami Shoten.
6. Tanjaniina Laukkanen et al. (2015) Association Between Sauna Bathing and Fatal Cardiovascular and All-Cause Mortality Events. JAMA Internal Medicine 175 : 542
7. Tanjaniina Laukkanen et al. (2017) Sauna bathing is inversely associated with dementia and Alzheimer's disease in middle-aged Finnish men. Age and Ageing, 46: 245–249
8. TaherehFarkhondeh et al. (2020) The therapeutic effect of resveratrol: Focusing on the Nrf2 signaling pathway. Biomedicine & Pharmacotherapy;127:110234
9. D E Stevenson et al (2007) Polyphenolic phytochemicals--just antioxidants or much more? Cell Mol Life Sci 64 (22) :2900-16
10. Philip L. Hooper et al. (2010) Xenohormesis: health benefits from an eon of plant stress response evolution. Cell Stress Chaperones, 15 (6) : 761–770
11. Jean Hatzfeld (2007) Life Laid Bare: The Survivors in Rwanda Speak. Other Press.
12. Caroline Williamson Sinalo (2018) Rwanda After Genocide: Gender, Identity and Post-Traumatic Growth. Cambridge University Press
13. Hulbert, J. C., & Anderson, M. C. (2018) . What doesn't kill you makes you stronger: Psychological trauma and its relationship to enhanced memory control. Journal of Experimental Psychology: General, 147 (12) , 1931-1949.
14. Mary Black Johnson, et al. (1992) A Review of Overtraining Syndrome- Recognizing the Signs and Symptoms. J Athl Train.; 27: 352–354
15. https://www.apa.org/news/press/releases/2006/01/stress-management (2020. 11. 15 열람))
16. Cary Cooper, James Campbell Quick (2017) The Handbook of Stress and Health: A Guide to Research and Practice. Wiley-Blackwell
17. Ericsson, K. A., Krampe, R. T., & Tesch-Römer, C. (1993) The role of deliberate practice in the acquisition of expert performance. Psychological Review: 100, 363–406
18. Jonathan Shaw (2016) Born to Rest. Harvard Magazine
19. Regina Guthold et al. (2018) Worldwide trends in insufficient physical activity from 2001 to 2016: a pooled analysis of 358 population-based surveys with 1・9 million participants.The Lancet Global Health; 6 (10) :e1077-e1086
20. Evy Poumpouras (2020) Becoming Bulletproof: Protect Yourself, Read People, Influence Situations, and Live Fearlessly. Atria Books

part2

1. Mark Tarnopolsky (2014) Exercise as a Countermeasure for Aging: From Mice to Humans. 23rd Annual Meeting of the American Medical Society for Sports Medicine
2. Nikitas N. Nomikos et al. (2018) Exercise, Telomeres, and Cancer: "The Exercise-Telomere Hypothesis" Front Physiol , 9: 1798
3. Tarumi, Takashi et al. (2019) Exercise Training in Amnestic Mild Cognitive Impairment: A One-Year Randomized Controlled Trial. Journal of Alzheimer's Disease ;71 (2) :421 – 433.

4. Veronica Guadagni et al. (2020) Aerobic exercise improves cognition and cerebrovascular regulation in older adults.Neurology;94 (21) :e2245-e2257
5. Alia J Crum , Ellen J Langer (2007) Mind-set matters: exercise and the placebo effect. Psychol Sci ;18 : 165-71
6. Alan A Aragon et al. (2017) International society of sports nutrition position stand: diets and body composition. J Int Soc Sports Nutr. 14;14:16
7. Eric Ravussin et al. (2005) A NEAT way to control weight? Science ; 307, 530-531
8. James Levine (2009) Move a Little, Lose a Lot: New N.E.A.T. Science Reveals How to Be Thinner, Happier, and Smarter. Harmony; B002B7R4EU
9. Emmanuel Stamatakis et al. (2018) Short and sporadic bouts in the 2018 US physical activity guidelines: is high-intensity incidental physical activity the new HIIT? Br J Sports Med ; 53 : 1137-1139
10. Katrina L. Piercy et al. (2018) The physical activity guidelines for americans. JAMA ; 320 : 2020-2028
11. James A.Levine (2002) Non-exercise activity thermogenesis (NEAT) .Best Practice & Research Clinical Endocrinology & Metabolism;16 (4) :679-702
12. Johannes Scherr et al. (2013) Associations between Borg's rating of perceived exertion and physiological measures of exercise intensity. Eur J Appl Physiol ;113 : 147-55
13. Ulf Ekelund et al. (2019) Dose-response associations between accelerometry measured physical activity and sedentary time and all cause mortality: systematic review and harmonized meta-analysis. BMJ ;366:l4570
14. Dorothy D.Dunlop et al. (2019) One hour a week: moving to prevent disability in adults with lower extremity joint symptoms. American Journal of Preventive Medicine ; 56 : 664-672
15. Harvey SB, et al. (2018) Exercise and the prevention of depression: Results of the HUNT Cohort Study. The American Journal of Psychiatry ;175 : 28-36
16. Pedro F. Saint － Maurice et al. (2018) Moderate － to － Vigorous Physical Activity and All － Cause Mortality: Do Bouts Matter? Journal of the American Heart Association ;7 :e007678
17. Joyce Gomes-Osman et al. (2018) Exercise for cognitive brain health in aging A systematic review for an evaluation of dose. Neurology: Clinical Practice ; 8 : 257-265
18. Shizue Masuk et al. (2019) High-Intensity Walking Time Is a Key Determinant to Increase Physical Fitness and Improve Health Outcomes After Interval Walking Training in Middle-Aged and Older People. Mayo Clinic Proceedings;94:2415-2426
19. Jenna B Gillen et al. (2016) Twelve Weeks of Sprint Interval Training Improves Indices of Cardiometabolic Health Similar to Traditional Endurance Training despite a Five-Fold Lower Exercise Volume and Time Commitment. PLoS One ;11:e0154075
20. Gustavo Z Schaun et al. (2018) Whole-Body High-Intensity Interval Training Induce Similar Cardiorespiratory Adaptations Compared With Traditional High-Intensity Interval Training and Moderate-Intensity Continuous Training in Healthy Men. The Journal of Strength & Conditioning Research;32:2730-2742
21. Gill McRae et al. (2012) Extremely low volume, whole-body aerobic-resistance training improves aerobic fitness and muscular endurance in females. Applied Physiology, Nutrition and Metabolism ;37:1124-31
22. E Ernst (1990) [Hardening against the common cold--is it possible?] MMW Fortschritte der Medizin;108:586-8
23. Tanjaniina Laukkanenet al. (2017) Acute effects of sauna bathing on cardiovascular function. Journal of Human Hypertension; 32:129-138
24. W G Siems et al. (1999) Improved antioxidative protection in winter swimmers. QJM;92:193-8
25. Pascal Imbeaultet al. (2009) Cold exposure increases adiponectin levels in men. Metabolism;58:552-9
26. Geert A Buijze et al. (2016) The Effect of Cold Showering on Health and Work: A Randomized Controlled Trial. PLoS One;11:e0161749
27. Antero Salminen et al. (2012) AMP-activated protein kinase (AMPK) controls the aging process via an integrated signaling network. Ageing Research Reviews;11:230-41
28. Rafael de Cabo et al. (2019) Effects of Intermittent Fasting on Health, Aging, and Disease. The New England Journal of Medicine;381:2541-2551
29. Kanti Bhooshan Pandey et al. (2009) Plant polyphenols as dietary antioxidants in human health and disease. Oxidative Medicine and Cellular Longevity. ; 2 : 270-278
30. Pérez-Jiménez, J., et al. (2010) Identification of the 100 richest dietary sources of polyphenols: an application of the Phenol-Explorer database. European journal of clinical nutrition;64:112-120.
31. Nicola P Bondonno et al. (2019) Flavonoid intake is associated with lower mortality in the Danish Diet Cancer and Health Cohort. Nature Communications;10:3651
32. Najmeh Maharlouei et al. (2019) The effects of ginger intake on weight loss and metabolic profiles among overweight and obese subjects: A systematic review and meta-analysis of randomized controlled trials. Crit

Rev Food Sci Nutr;59:1753-1766

33. Makan Pourmasoumi et al. (2018) The effect of ginger supplementation on lipid profile: A systematic review and meta-analysis of clinical trials. Phytomedicine ;43:28-36

34. Mariangela Rondanelli et al. (2017) The effect and safety of highly standardized Ginger (Zingiber officinale) and Echinacea (Echinacea angustifolia) extract supplementation on inflammation and chronic pain in NSAIDs poor responders. A pilot study in subjects with knee arthrosis. Natural Product Research ;31:1309-1313

35. Zhou, Xi et al. (2020) Garlic intake and the risk of colorectal cancer A meta-analysis. Medicine; 99: e18575

36. Hai－Peng Wang et al. (2015) Effect of Garlic on Blood Pressure: A Meta－Analysis.The Journal of Clinical Hypertension ; 17:223-31

37. Shaghayegh Emami et al. (2017) The effect of garlic intake on glycemic control in humans: a systematic review and meta-analysis. Progress in Nutrition ;19:10-18

38. Tram Kim Lam et al. (2010) Cruciferous vegetable consumption and lung cancer risk: a systematic review. Cancer Epidemiol Biomarkers Prev;18: 184–195

39. Xiaojiao Liu et al. (2013) Cruciferous vegetables intake is inversely associated with risk of breast cancer: A meta-analysis. The Breast;22:309-313

40. Genevieve Tse et al. (2014) Cruciferous vegetables and risk of colorectal neoplasms: a systematic review and meta-analysis. Nutr Cancer;66:128-39

41. Nagisa Mori et al. (2019) Cruciferous vegetable intake and mortality in middle-aged adults: A prospective cohort study. Clinical Nutrition;38:631-643

42. Ruth E Patterson et al. (2017) Metabolic Effects of Intermittent Fasting. Annu Rev Nutr;37:371-393

43. Rona Antoni et al. (2018) A pilot feasibility study exploring the effects of a moderate time-restricted feeding intervention on energy intake, adiposity and metabolic physiology in free-living human subjects. Journal of Nutritional Science;7:e22

44. Elizabeth F. Sutton et al. (2018) Early Time-Restricted Feeding Improves Insulin Sensitivity, Blood Pressure, and Oxidative Stress Even without Weight Loss in Men with Prediabetes. Cell Metabolism;27:1212-1221

45. Pons, Victoria et al. (2018) Calorie restriction regime enhances physical performance of trained athletes. Journal of the International Society of Sports Nutrition;15

46. Sebastian Brandhorst et al. (2015) A Periodic Diet that Mimics Fasting Promotes Multi-System Regeneration, Enhanced Cognitive Performance, and Healthspan. Cell Metabolism22:86-99

47. Min Wei et al. (2017) Fasting-mimicking diet and markers/risk factors for aging, diabetes, cancer, and cardiovascular disease. Science Translational Medicine;9:eaai8700

48. Victoria A Catenacci et al. (2016) A randomized pilot study comparing zero-calorie alternate-day fasting to daily caloric restriction in adults with obesity.Obesity (Silver Spring) ;24:1874-83

49. Slaven Stekovic et al. (2019) Alternate Day Fasting Improves Physiological and Molecular Markers of Aging in Healthy, Non-obese Humans. Cell Metabolism;30:462-476

50. Vincenzo Sorrentiet al. (2020) Deciphering the Role of Polyphenols in Sports Performance: From Nutritional Genomics to the Gut Microbiota toward Phytonutritional Epigenomics. Nutrients;12:1265

51. Teayoun Kim et al. (2009) Curcumin activates AMPK and suppresses gluconeogenic gene expression in hepatoma cells. Biochemical and Biophysical Research Communications;338:377-382

52. Laura Fusar-Poli et al. (2020) Curcumin for depression: a meta-analysis. Critical Reviews in Food Science and Nutrition ;60:2643-2653

53. Si Qinet al. (2017) Efficacy and safety of turmeric and curcumin in lowering blood lipid levels in patients with cardiovascular risk factors: a meta-analysis of randomized controlled trials.Nutrition Journal ;16:68

54. Kathryn M. Nelson et al. (2017) The Essential Medicinal Chemistry of Curcumin. Journal of Medicinal Chemistry; 60: 1620–1637

55. Leila Gorgani et al. (2016) Piperine—The Bioactive Compound of Black Pepper: From Isolation to Medicinal Formulations. Comprehensive Reviews in Food Science and Food Safety;16

56. Hiroki Sasaki et al. (2011) Innovative Preparation of Curcumin for Improved Oral Bioavailability. Biological and Pharmaceutical Bulletin; 34: 660-665

57. B. Antony et al. (2008) A Pilot Cross-Over Study to Evaluate Human Oral Bioavailability of BCM-95®CG (Biocurcumax™) , A Novel Bioenhanced Preparation of Curcumin. Indian Journal of Pharmaceutical Sciences ; 70:445–449

58. Hamed Mirzaei et al. (2017) Phytosomal curcumin: A review of pharmacokinetic, experimental and clinical studies. Biomedicine and Pharmacotherapy85:102-1a2

59. Haohai Huang et al. (2016) The effects of resveratrol intervention on risk markers of cardiovascular health in

overweight and obese subjects: a pooled analysis of randomized controlled trials. Obesity reviews;17:1329-1340

60. Stefan Agrigoroaei et al. (2017) Stress and Subjective Age: Those With Greater Financial Stress Look Older. Research on aging ;39 (10) :1075-1099

61. Theresa M Harrison et al. (2012) Superior memory and higher cortical volumes in unusually successful cognitive aging. Journal of the International Neuropsychological Society 18:1081-5

62. Tamar Gefen et al. (2014) Longitudinal neuropsychological performance of cognitive SuperAgers.Journal of the American Geriatrics Society; 62 (8) :1598-600

63. Felicia W. Sun et al. (2016) Youthful Brains in Older Adults: Preserved Neuroanatomy in the Default Mode and Salience Networks Contributes to Youthful Memory in Superaging. Journal of Neuroscience;36;9659-9668

64. Jeremy S. Joseph et al. (2008) Exposure Therapy for Posttraumatic Stress Disorder. The Journal of Behavior Analysis of Offender and Victim Treatment and Prevention, 1, 69-79

65. Tina Seelig (2018) How to catch the winds of luck. Ideas and Research from Stanford University

66. Park, C. L. et al. (1996) Assessment and prediction of stress-related growth. Journal of Personality; 64: 71–105

67. Lawrence C. Katz et al. (2014) Keep Your Brain Alive: 83 Neurobic Exercises to Help Prevent Memory Loss and Increase Mental Fitness. Workman

68. Thomas F Denson et al. (2012) Self-Control and Aggression. Current Directions in Psychological Science;21:20-25

69. Eleanor A. Maguire et al. (1997) Recalling Routes around London: Activation of the Right Hippocampus in Taxi Drivers. Journal of Neuroscience; 17:7103-7110

part3

1. https://www.hsph.harvard.edu/nutritionsource/healthy-weight/best-diet-quality-counts/ (2020. 11. 1 열람)

2. D.L. Katz et al. (2014) Can We Say What Diet Is Best for Health? Annual Review of Public Health;35:83-103

3. Dariush Mozaffarian et al. (2011) Changes in diet and lifestyle and long-term weight gain in women and men. The New England journal of medicine;364:2392-404

4. Frank M Sacks et al. (2009) Comparison of weight-loss diets with different compositions of fat, protein, and carbohydrate. The New England journal of medicine;360:859-73

5. Fatemeh Foroozanfard et al. (2017) The effects of dietary approaches to stop hypertension diet on weight loss, anti-Müllerian hormone and metabolic profiles in women with polycystic ovary syndrome: A randomized clinical trial.Clinical endocrinology;87:51-58

6. Ingrid Toews et al. (2019) Association between intake of non-sugar sweeteners and health outcomes: systematic review and meta-analyses of randomised and non-randomised controlled trials and observational studies. British medical journal;364:k4718

7. Joseph G Mancini et al. (2016) Systematic Review of the Mediterranean Diet for Long-Term Weight Loss.The American journal of medicine;129 (4) :407-415.e4

8. Justyna Godos et al. (2019) Adherence to the Mediterranean Diet is Associated with Better Sleep Quality in Italian Adults. Nutrients;11 (5) , 976

9. Victoria Meslier et al. (2020) Mediterranean diet intervention in overweight and obese subjects lowers plasma cholesterol and causes changes in the gut microbiome and metabolome independently of energy intake. Gut;69 (7) :1258-1268

10. Denes Stefler et al. (2017) Mediterranean diet score and total and cardiovascular mortality in Eastern Europe: the HAPIEE study. European journal of nutrition;56 (1) : 421–429

11. Sarah Am Kelly et al. (2017) Whole grain cereals for the primary or secondary prevention of cardiovascular disease. The Cochrane database of systematic reviews;8:CD005051

12. MG Griswold et al. (2018) Alcohol use and burden for 195 countries and territories, 1990–2016: a systematic analysis for the Global Burden of Disease Study 2016. Lancet ; 392: 1015–35

13. Masayoshi Zaitsu et al. (2019) Light to Moderate Amount of Lifetime Alcohol Consumption and Risk of Cancer in Japan. Cancer;126:1031–1040

14. Dagfinn Aune et al. (2017) Fruit and vegetable intake and the risk of cardiovascular disease, total cancer and all-cause mortality—a systematic review and dose-response meta-analysis of prospective studies.International Journal of Epidemiology;46:1029–1056

15. Veronica Dewanto et al. (2002) Thermal processing enhances the nutritional value of tomatoes by increasing total antioxidant activity.Journal of agricultural and food chemistry;50:3010-4

16. Martijn Vermeulen et al. (2008) Bioavailability and kinetics of sulforaphane in humans after consumption of cooked versus raw broccoli.;56 (22) :10505-9

17. Kim JY, Kwon YM, et al. (2018) Effects of the Brown Seaweed Laminaria japonica Supplementation on Serum Concentrations of IgG, Triglycerides, and Cholesterol, and Intestinal Microbiota Composition in Rats. Frontiers in Nutrition;5:23

18. Crystal Smith-Spangler et al. (2012) Are organic foods safer or healthier than conventional alternatives?: a systematic review. Annals of internal medicine;157:348-66

19. Marcin Baran´ ski et al. (2014) Higher antioxidant and lower cadmium concentrations and lower incidence of pesticide residues in organically grown crops: a systematic literature review and meta-analyses. The British journal of nutrition;112:794-811

20. Laure Schnabel et al. (2019) Association Between Ultraprocessed Food Consumption and Risk of Mortality Among Middle-aged Adults in France.JAMA Internal Medicine;179:490-498

21. Thibault Fiolet et al. (2018) Consumption of ultra-processed foods and cancer risk: results from NutriNet-Santé prospective cohort.British medical journal;360:k322

22. M Estévez et al. (2017) Dietary protein oxidation: A silent threat to human health? Critical reviews in food science and nutrition;57:3781-3793

23. Paul B Pencharz et al. (2016) Recent developments in understanding protein needs - How much and what kind should we eat? Applied physiology, nutrition, and metabolism;41:577-80

24. Chad M. Kerksick (2018) ISSN exercise & sports nutrition review update: research & recommendations. Journal of the International Society of Sports Nutrition;15:38

25. Rui Ganhão et al. (2010) Protein oxidation in emulsified cooked burger patties with added fruit extracts: Influence on colour and texture deterioration during chill storage. Meat Science ;85:402-409

26. Rebecca P Dearlove et al. (2008) Inhibition of protein glycation by extracts of culinary herbs and spices. Journal of medicinal food ;11:275-81

27. Jaime Uribarri et al. (2010) Advanced Glycation End Products in Foods and a Practical Guide to Their Reduction in the Diet. Journal of the American Dietetic Association;110:911-916

28. K I Skog et al. (1998) Carcinogenic heterocyclic amines in model systems and cooked foods: a review on formation, occurrence and intake.Food and chemical toxicology : an international journal published for the British Industrial Biological Research Association.;36 (9-10) :879-96

29. S Murray et al. (2001) Effect of cruciferous vegetable consumption on heterocyclic aromatic amine metabolism in man. Carcinogenesis;22 (9) :1413-20

30. Mario Estévez et al. (2011) Protein carbonyls in meat systems: a review.Meat science;89:259-79

31. http://www.iarc.fr/en/media-centre/pr/2015/pdfs/pr240_E.pdf (2020. 11. 1 열람)

32. Victor W Zhong et al. (2020) Associations of Processed Meat, Unprocessed Red Meat, Poultry, or Fish Intake With Incident Cardiovascular Disease and All-Cause Mortality.JAMA internal medicine;180:503-512

33. David S Weigle et al. (2005) A high-protein diet induces sustained reductions in appetite, ad libitum caloric intake, and body weight despite compensatory changes in diurnal plasma leptin and ghrelin concentrations. The American Journal of Clinical Nutrition; 82:41–48

34. Heather J Leidy et al. (2011) The effects of consuming frequent, higher protein meals on appetite and satiety during weight loss in overweight/obese men.Obesity (Silver Spring) ;19:818-24

35. Dariush Sheikholeslami Vatani et al. (2012) Changes in antioxidant status and cardiovascular risk factors of overweight young men after six weeks supplementation of whey protein isolate and resistance training. Appetite;59:673-8

36. Sebely Pal et al. (2010) Effects of whey protein isolate on body composition, lipids, insulin and glucose in overweight and obese individuals.The British journal of nutrition;104:716-23

37. Ronald J Maughan (2013) Quality assurance issues in the use of dietary supplements, with special reference to protein supplements.The Journal of nutrition.;143:1843S-1847S

38. Dariush Mozaffarian et al. (2006) Fish intake, contaminants, and human health: evaluating the risks and the benefits.Journal of the American Medical Association;296:1885-99.

39. Malden C. Nesheim et al. (2007) Seafood Choices Balancing Benefits and Risks.Natl Academy Press

40. Rubén Dominguez et al. (2012) Cholesterol and Lipid Peroxides in Animal Products and Health Implications - A Review.Annals of Animal Science;12:25-52

41. James J DiNicolantonio et al. (2018) : the oxidized linoleic acid hypothesis.Open Heart;5:e000898

42. Nithya Neelakantan et al. (2020) The Effect of Coconut Oil Consumption on Cardiovascular Risk Factors: A Systematic Review and Meta-Analysis of Clinical Trials.Circulation;141:803-814

43. P Oyetakin-White et al. (2015) Does poor sleep quality affect skin ageing? Clinical and experimental dermatology;40:17-22

44. Fernando Mata Ordóñez et al. (2017) Sleep improvement in athletes: use of nutritional supplements.Arch Med

Deporte;34:93-99

45. Kenji Obayashi et al. (2018) Bedroom Light Exposure at Night and the Incidence of Depressive Symptoms: A Longitudinal Study of the HEIJO-KYO Cohort. American Journal of Epidemiology ;187: 427–434

46. Tetsuo Harada et al. (2003) Effects of the usage of a blacked-out curtain on the sleep-wake rhythm of Japanese University students. Sleep and Biological Rhythms 1:179-181

47. Joshua J. Gooley et al. (2011) Exposure to Room Light before Bedtime Suppresses Melatonin Onset and Shortens Melatonin Duration in Humans.The Journal of clinical endocrinology and metabolism; 96: E463–E472

48. Hana Locihová et al. (2018) Effect of the use of earplugs and eye mask on the quality of sleep in intensive care patients: a systematic review.Journal of sleep research;27:e12607

49. Mariana G Figueiro et al. (2017) The impact of daytime light exposures on sleep and mood in office workers. Sleep Health;3:204-215

50. Amber Brooks et al. (2006) A brief afternoon nap following nocturnal sleep restriction: which nap duration is most recuperative? Sleep;29 (6) :831-40

51. Fujiwara Y, Machida A, Watanabe Y, et al. (2005) Association between dinner-to-bed time and gastro-esophageal reflux disease. American Journal of Gastroenterology;100:2633-6.

52. Annie Britton et al. (2020) The association between alcohol consumption and sleep disorders among older people in the general population.Scientific Reports ;10:5275

53. Frances O'Callaghan et al. (2018) Effects of caffeine on sleep quality and daytime functioning. Risk management and healthcare policy; 11: 263–271

54. Masahiro Banno et al. (2018) Exercise can improve sleep quality: a systematic review and meta-analysis.PeerJ; 6: e5172

55. Jessica R. Lunsford-Avery et al. (2018) Validation of the Sleep Regularity Index in Older Adults and Associations with Cardiometabolic Risk. Scientific Reports;8:14158

56. Jodi A. Mindell et al. (2009) A Nightly Bedtime Routine: Impact on Sleep in Young Children and Maternal Mood.Sleep; 32: 599–606

57. Geir Scott Brunborg et al. (2011) The relationship between media use in the bedroom, sleep habits and symptoms of insomnia. Journal of Sleep Research; 20: 569–575

58. Nick Obradovich et al. (2017) Nighttime temperature and human sleep loss in a changing climate.Science advances;3: e1601555

59. Fernando Mata Ordóñez et al. (2017) Sleep improvement in athletes: use of nutritional supplements.Arch Med Deporte;34:93-99

60. P. Strøm‐Tejsen et al. (2016) The effects of bedroom air quality on sleep and next‐day performance.Indoor Air;26:679-86

61. Joseph G. Allen et al. (2016) Associations of Cognitive Function Scores with Carbon Dioxide, Ventilation, and Volatile Organic Compound Exposures in Office Workers: A Controlled Exposure Study of Green and Conventional Office Environments.Environ Health Perspect; 124: 805–812

62. Joshua J. Gooley et al. (2011) Exposure to Room Light before Bedtime Suppresses Melatonin Onset and Shortens Melatonin Duration in Humans.The Journal of clinical endocrinology and metabolism; 96: E463–E472

63. Mariana G Figueiro et al. (2011) The impact of light from computer monitors on melatonin levels in college students.Neuro endocrinology letters;32 (2) :158-63

64. Melanie Knufinke et al. (2019) Restricting short-wavelength light in the evening to improve sleep in recreational athletes - A pilot study.European journal of sport science;19:728-735

65. Kimberly Burkhart et al. (2009) Amber lenses to block blue light and improve sleep: a randomized trial. Chronobiology international;26:1602-12

66. Rochelle Ackerley et al. (2015) Positive effects of a weighted blanket on insomnia.Journal of Sleep Medicine & Disorders; 2: 1022

67. Brian Mullen BS et al. (2008) Exploring the Safety and Therapeutic Effects of Deep Pressure Stimulation Using a Weighted Blanket.Occupational Therapy in Mental Health;24:65-89

68. Paul Gringras et al. (2014) Weighted blankets and sleep in autistic children--a randomized controlled trial. Pediatrics;134:298-306

69. Shahab Haghayegh et al. (2019) Before-bedtime passive body heating by warm shower or bath to improve sleep: A systematic review and meta-analysis.Sleep Medicine Reviews;46:124-135

70. Marie-Pierre St-Onge et al. (2016) Effects of Diet on Sleep Quality.Advances in nutrition; 7: 938–949

71. Clarinda Nataria Sutanto et al. (2020) Association of Sleep Quality and Macronutrient Distribution: A

Systematic Review and Meta-Regression.Nutrients;12:126

72. Marie-Pierre St-Onge et al. (2016) Fiber and Saturated Fat Are Associated with Sleep Arousals and Slow Wave Sleep.Journal of Clinical Sleep Medicine.;12:19-24

73. Robert P Smith et al. (2019) Gut microbiome diversity is associated with sleep physiology in humans.PLoS One;14:e0222394

74. Kees Meijer et al. (2010) Butyrate and other short-chain fatty acids as modulators of immunity: what relevance for health? Current opinion in clinical nutrition and metabolic care;13:715-21

75. Maddalena Rossi et al. (2005) Fermentation of Fructooligosaccharides and Inulin by Bifidobacteria: a Comparative Study of Pure and Fecal Cultures.Applied and environmental microbiology;71: 6150-6158

76. D L Topping et al. (2001) Short-chain fatty acids and human colonic function: roles of resistant starch and nonstarch polysaccharides.Physiological reviews;81:1031-64

77. Tanjavan der Zweerde et al. (2019) Cognitive behavioral therapy for insomnia: A meta-analysis of long-term effects in controlled studies.Sleep Medicine Reviews;48:101208

78. Michael Ussher et al. (2009) Effect of isometric exercise and body scanning on cigarette cravings and withdrawal symptoms.Addiction;104:1251-7

79. Blaine Ditto et al. (2006) Short-term autonomic and cardiovascular effects of mindfulness body scan meditation.Annals of behavioral medicine : a publication of the Society of Behavioral Medicine;32:227-34

80. Michael K Scullin et al. (2018) The effects of bedtime writing on difficulty falling asleep: A polysomnographic study comparing to-do lists and completed activity lists.Journal of experimental psychology. General;147:139-146

81. Colleen E Carney et al. (2012) The consensus sleep diary: standardizing prospective sleep self-monitoring. Sleep;35:287-302

82. Arlener D. Turner et al. (2017) Is purpose in life associated with less sleep disturbance in older adults? Sleep Science and Practice;1:14

83. Aliya Alimujiang et al. (2019) Association Between Life Purpose and Mortality Among US Adults Older Than 50 Years.JAMA network open;2:e194270

84. Ushma S. Neill (2012) Skin care in the aging female: myths and truths.The Journal of clinical investigation; 122: 473–477

85. Ichiro Iwai et al. (2013) Stratum corneum drying drives vertical compression and lipid organization and improves barrier function in vitro. Acta dermato-venereologica;93:138-143

86. Steven Q. Wang et al. (2016) Principles and Practice of Photoprotection. Adis

87. Francis Hx Yap et al. (2017) Active sunscreen ingredients in Australia;58:e160-e170

88. Henry W. Lim et al. (2017) Current challenges in photoprotection.JAAD International;76:S91-S99

89. Maria Celia B Hughes et al. (2013) Sunscreen and prevention of skin aging: a randomized trial.Annals of internal medicine;158:781-90

90. Divya R. Sambandan et al. (2011) Sunscreens: An overview and update.Journal of the American Academy of Dermatology;64:748-58

91. M.S. Latha et al. (2013) Sunscreening Agents A Review.The Journal of clinical and aesthetic dermatology; 6: 16–26

92. Brummitte Dale Wilson et al. (2012) Comprehensive Review of Ultraviolet Radiation and the Current Status on Sunscreens.The Journal of clinical and aesthetic dermatology; 5: 18–23

93. Stefan M Herzog et al. (2017) Sun Protection Factor Communication of Sunscreen Effectiveness: A Web-Based Study of Perception of Effectiveness by Dermatologists.JAMA dermatology;153 (3) :348-350

94. Joshua D Williams et al. (2018) SPF 100+ sunscreen is more protective against sunburn than SPF 50+ in actual use: Results of a randomized, double-blind, split-face, natural sunlight exposure clinical trial.Journal of the American Academy of Dermatology;78:902-910.e2

95. Nicholas Schmidt et al. (2011) Tretinoin: A Review of Its Anti-inflammatory Properties in the Treatment of Acne.The Journal of clinical and aesthetic dermatology; 4: 22–29

96. Stefano Veraldi et al. (2013) Short contact therapy of acne with tretinoin.The Journal of dermatological treatment;24:374-6

97. Eric S. Kim et al. (2017) Optimism and Cause-Specific Mortality: A Prospective Cohort Study.American Journal of Epidemiology;185:21–29

98. Lewina O. Lee et al. (2019) Optimism is associated with exceptional longevity in 2 epidemiologic cohorts of men and women.Proceedings of the National Academy of Sciences of the United States of America;116:18357-18362

99. Becca R Levy et al. (2018) Positive age beliefs protect against dementia even among elders with high-risk gene.

PLoS One;13:e0191004

100. Becca R Levy et al. (2002) Longevity increased by positive self-perceptions of aging. J Pers Soc Psychol;83:261-70

101. Paul Kenneth Hitchcott et al. (2017) Psychological Well-Being in Italian Families: An Exploratory Approach to the Study of Mental Health Across the Adult Life Span in the Blue Zone.Europe's journal of psychology;13:441-454

102. Wilver, N. L., Summers, B. J., & Cougle, J. R. (2020). Effects of safety behavior fading on appearance concerns and related symptoms. Journal of Consulting and Clinical Psychology; 88: 65–74

103. Grace Holland et al. (2016) A systematic review of the impact of the use of social networking sites on body image and disordered eating outcomes.Body Image;17:100-110

104. RSPH (2017) #StatusOfMind Social media and young people's mental health and wellbeing https://www.rsph.org.uk/static/uploaded/d125b27c-0b62-41c5-a2c0155a8887cd01.pdf (2020. 11. 15 열람)

105. Jessica C Levenson et al. (2017) Social Media Use Before Bed and Sleep Disturbance Among Young Adults in the United States: A Nationally Representative Study.Sleep;40

106. John S. Hutton et al. (2020) Associations Between Screen-Based Media Use and Brain White Matter Integrity in Preschool-Aged Children.JAMA Pediatr;174:e193869

107. Happiness Research Institute (2015) The Facebook experiment does social media affect the quality of our lives? https://www.happinessresearchinstitute.com/publications (2020. 11. 15 열람)

108. Laura M Hsu et al. (2010) The Influence of Age-Related Cues on Health and Longevity.Perspectives on psychological science : a journal of the Association for Psychological Science;5 (6) :632-48

109. Alexander, C. N., & Langer, E. J. (Eds.). (1990). Higher stages of human development: Perspectives on adult growth. Oxford University Press.

110. Isla Rippon et al. (2015) Feeling old vs being old: associations between self-perceived age and mortality.JAMA internal medicine;175:307-9

111. Yannick Stephan et al. (2016) Feeling older and risk of hospitalization: Evidence from three longitudinal cohorts.Health psychology : official journal of the Division of Health Psychology, American Psychological Association;35:634-7

112. Francisco Rodríguez-Cifuentes et al. (2018) Older Worker Identity and Job Performance: The Moderator Role of Subjective Age and Self-Efficacy. Int J Environ Res Public Health;15 (12) :2731

113. Juyoung Park et al. (2020) A Narrative Review of Movement-Based Mind-Body Interventions: Effects of Yoga, Tai Chi, and Qigong for Back Pain Patients.Holistic nursing practice;34:3-23

114. DianneNeumark-Sztainer et al. (2018) Yoga and body image: How do young adults practicing yoga describe its impact on their body image? Body Image; 27:156-168

115. Sara Elysia Clancy (2010) The effects of yoga on body dissatisfaction, self-objectification, and mindfulness of the body in college women. Washington State University, ProQuest Dissertations Publishing. 3437155

116. Jessica M Alleva et al. (2015) Expand Your Horizon: A programme that improves body image and reduces self-objectification by training women to focus on body functionality.Body Image;15:81-9

117. Angelina R. Sutin et al. (2013) Perceived Weight Discrimination and Obesity.PLoS One; 8: e70048

118. Allison C Kelly et al. (2014) Self-compassion moderates the relationship between body mass index and both eating disorder pathology and body image flexibility.Body Image;11:446-53

part4

1. Lauri Nummenmaa et al. (2020) Lowered endogenous mu-opioid receptor availability in subclinical depression and anxiety.Neuropsychopharmacology;45:1953–1959

2. Zoe Diana Draelos (2007) Skin lightening preparations and the hydroquinone controversy.Dermatologic therapy;20:308-13

3. Farid Menaa et al. (2014) Chapter 63 - Polyphenols against Skin Aging.Polyphenols in Human Health and Disease;1:819-830

4. Joseph Michael Northey et al. (2018) Exercise interventions for cognitive function in adults older than 50: a systematic review with meta-analysis.British journal of sports medicine;52:154-160

5. Roy J Hardman et al. (2016) Adherence to a Mediterranean-Style Diet and Effects on Cognition in Adults: A Qualitative Evaluation and Systematic Review of Longitudinal and Prospective Trials.Frontiers in nutrition;3:22

시간을 되돌리는 힘

불로장수 절대원칙 82

1판 1쇄 | 2022년 1월 24일
지 은 이 | 스즈키 유
옮 긴 이 | 장 하 나
발 행 인 | 김 인 태
발 행 처 | 삼호미디어
등   록 | 1993년 10월 12일 제21–494호
주   소 | 서울특별시 서초구 강남대로 545–21 거림빌딩 4층
            www.samhomedia.com
전   화 | (02)544–9456(영업부) / (02)544–9457(편집기획부)
팩   스 | (02)512–3593

ISBN 978–89–7849–650–6 (13510)